Shreyash Parmar
Vasudha Sodani
Bhumi Sarvaiya

Sedação em Odontopediatria

Shreyash Parmar
Vasudha Sodani
Bhumi Sarvaiya

Sedação em Odontopediatria

Tendências recentes

ScienciaScripts

Cover image: www.ingimage.com

This book is a translation from the original published under ISBN 978-3-330-03405-1.

Publisher:
Sciencia Scripts
is a trademark of
Dodo Books Indian Ocean Ltd. and OmniScriptum S.R.L publishing group

120 High Road, East Finchley, London, N2 9ED, United Kingdom
Str. Armeneasca 28/1, office 1, Chisinau MD-2012, Republic of Moldova, Europe
Managing Directors: Ieva Konstantinova, Victoria Ursu
info@omniscriptum.com

Printed at: see last page
ISBN: 978-620-8-52446-3

Índice

LISTA DE ABREVIATURAS

Sr. No.	Abbreviations	
1	ASA	American Society of Anesthesiologists
2	OTC	Over The Counter
3	ECG	Electrocardiogram
4	AAPD	American Academy of Pediatric Dentistry
5	BMI	Body Mass Index
6	COPD	Chronic Obstructive Pulmonary Disease
7	MAD	Mucosal Atomizer Device
8	MND	Major Neurocognitive Disorders
9	HOME	Hand Over Mouth Exercise
10	LMAs	Laryngeal Mask Airways
11	TPD	Tell-Play-Do
12	TSD	Tell-Show-Do
13	VL	Vastus Lateralis
14	GM	Gluteus Medius
15	PR	Per Rectal
16	SC	Subcutaneous

17	PO	Per Oral
18	NSAIDS	Non-Steroidal Anti-Inflammatory Drugs
19	IV	Intravenous
20	IM	Intramuscular
21	SM	Submucosal
22	GABA	Gamma Aminobutyric Acid
23	NMDA	N- Methyl- D- Aspartate
24	N_2O	Nitrous Oxide
25	SCUBA	Self-contained Underwater Breathing Apparatus
26	IN	Intranasal
27	GA	General Anesthesia
28	CNS	Central Nervous System
29	NIDDM	Non-Insulin Dependent Diabetes Mellitus
30	MI	Myocardial Infarction
31	BP	Blood Pressure
32	CRB	Care Resistant Behaviour
33	MRI	Magnetic Resonance Imaging
34	IDDM	Insulin Dependent Diabetes Mellitus
35	SRPs	Stress Reduction Protocols

INTRODUÇÃO

"O cerne da Odontopediatria é compreender que a gestão da ansiedade e da dor é tão crucial como o tratamento de problemas de saúde oral; trata-se de cultivar sorrisos e confiança. "

A odontopediatria é um ramo especializado da medicina dentária que se centra nas necessidades de saúde oral de bebés, crianças e adolescentes. A prestação de cuidados dentários a pacientes jovens apresenta desafios únicos, muitas vezes exacerbados pelo medo e ansiedade associados aos procedimentos dentários.

O ambiente dentário, com as suas imagens, sons e procedimentos desconhecidos, pode evocar medo e ansiedade nos doentes pediátricos. A etiologia do medo dentário é multifatorial, abrangendo o temperamento individual, experiências negativas anteriores, influências parentais e o comportamento do dentista. O reconhecimento da importância destes factores é crucial para o desenvolvimento de intervenções específicas que atenuem o medo e a ansiedade, promovendo assim atitudes e hábitos dentários positivos nas crianças.[1]

As consultas dentárias das crianças podem muitas vezes desencadear ansiedade, levando a comportamentos de não conformidade que impedem a eficácia dos cuidados dentários. Além disso, as experiências dentárias negativas na infância, tais como dores de dentes, interações desagradáveis com os dentistas, equipamento dentário ruidoso e a utilização de agulhas anestésicas, estão associadas a níveis mais elevados de medo na idade adulta.[2]

O medo e a ansiedade são prevalentes entre os pacientes pediátricos e podem levar a experiências negativas que dificultam a sua vontade de se submeterem às intervenções dentárias necessárias. O medo pode ser classificado como inato ou condicionado e também pode ser racional, primário ou irracional.

A ansiedade é um termo utilizado para descrever uma sensação geral de desconforto ou apreensão que os indivíduos podem sentir em resposta a uma situação específica, mesmo quando não se depararam necessariamente com essa situação antes. Durante muitos anos, a ansiedade e o medo dentários nas crianças foram reconhecidos como questões desafiantes na gestão dos pacientes.[3]

A gestão eficaz do comportamento em Odontopediatria vai para além de um mero aspeto administrativo; é a pedra angular do estabelecimento de confiança e de relações com os jovens pacientes. A gestão bem sucedida do comportamento das crianças durante as consultas de medicina dentária serve como um canal para uma comunicação clara, promove a cooperação e atenua a ansiedade e o medo. Estes componentes essenciais da gestão do comportamento desempenham um papel fundamental na prevenção do desenvolvimento da fobia dentária, assegurando assim que as crianças têm uma base de experiências dentárias positivas para as suas futuras jornadas de saúde oral.[4]

O comportamento, como conceito fundamental, engloba qualquer ato ou alteração observável no funcionamento de um organismo. No contexto da Odontopediatria, a gestão do comportamento é a ferramenta fundamental que faz a ponte entre os conhecimentos clínicos e o bem-estar emocional dos jovens pacientes.[4]

Existe uma variação considerável nas técnicas utilizadas para a gestão do comportamento da criança, que inclui métodos não farmacológicos e farmacológicos.

As técnicas básicas não farmacológicas de orientação comportamental, como a comunicação, a hipnose, a distração, a presença/ausência parental, a gestão de contingências (verbais/não verbais), a imagética positiva, a observação direta/modelagem, a dessensibilização , várias técnicas de distração, o tell-show-do (TSD) e o tell-play-do [TPD] estão a ser utilizadas individualmente ou em combinação.[5] Para as crianças com comportamentos perturbadores, devem ser utilizadas técnicas de gestão comportamental como o exercício de mão sobre a boca (HOME) e o controlo da voz.

É geralmente aceite que a maioria das crianças receosas e não cooperantes deve ser gerida com procedimentos de gestão comportamental (não farmacológicos). Embora a gestão comportamental não farmacológica desempenhe um papel importante na Odontopediatria, não é a solução para todas as crianças. As crianças não são pequenos adultos; são diferentes a nível físico, psicológico e emocional. Um odontopediatra é confrontado com uma das tarefas mais difíceis da nossa profissão: maximizar o conforto e a cooperação, minimizando o risco e os custos dos cuidados dentários para a criança incontrolável. Infelizmente, existe uma pequena percentagem da população pediátrica que não pode ser gerida com sucesso apenas através de técnicas de gestão comportamental. Este tipo de pacientes pediátricos continuará a necessitar de uma abordagem farmacológica adjuvante, como a sedação ou a anestesia geral.[6]

A sedação consciente é definida como "uma depressão da consciência induzida por fármacos durante a qual os doentes respondem propositadamente a comandos verbais e são capazes de manter uma via aérea desobstruída". A anestesia geral envolve "a perda de consciência induzida por fármacos durante a qual os doentes não são despertados nem mesmo por estímulos dolorosos. A capacidade de manter a função ventilatória de forma independente é frequentemente afetada. Os doentes necessitam frequentemente de assistência para manter uma via aérea desobstruída, como a ventilação mecânica".[7]

A sedação em Odontopediatria surgiu como uma ferramenta valiosa para abordar estes desafios. A utilização de técnicas de sedação permite aos médicos dentistas criar um ambiente confortável e sem ansiedade, facilitando a prestação de cuidados dentários de qualidade.

Vários tipos de sedação utilizando muitos agentes anestésicos diferentes ganharam uma popularidade considerável nos últimos anos.

A sedação segura de crianças envolve uma avaliação cuidadosa antes da sedação, uma avaliação cuidadosa das vias aéreas para detetar amígdalas grandes ou qualquer anomalia anatómica, diretrizes de jejum adequadas para procedimentos electivos, compreensão dos efeitos farmacodinâmicos e farmacocinéticos dos fármacos sedativos, utilização de equipamento de vias aéreas de tamanho adequado, acesso venoso, monitorização intra-operatória adequada, pessoal devidamente equipado na área de recobro e critérios de alta adequados.[8]

Uma vez que a sedação é um processo contínuo, nem sempre é possível prever a reação de um doente individual. Por conseguinte, os médicos que pretendem produzir um determinado nível de sedação devem ser capazes de salvar os doentes cujo nível de sedação se torna mais profundo do que o inicialmente pretendido.

Esta dissertação tem como objetivo contribuir para a evolução do campo da Odontopediatria, lançando luz sobre o papel da sedação na melhoria da experiência dentária das crianças e abordando os desafios associados ao medo e à ansiedade.

DEFINIÇÕES E TERMINOLOGIAS

1. Ansiedade

A ansiedade no contexto dentário refere-se a um sentimento subjetivo de mal-estar, medo ou apreensão experimentado por indivíduos que antecipam o tratamento dentário.[9]

2. Medo

O medo em medicina dentária é uma resposta emocional caracterizada por uma sensação de perigo iminente ou dano relacionado com os procedimentos dentários, levando frequentemente a um comportamento de evitamento. De facto, o medo pode ser classificado de várias formas, incluindo como inato ou condicionado e como racional, primário ou irracional.[9]

3. Objetivo Medo

Refere-se a uma ameaça ou perigo tangível e externo que é facilmente observável ou mensurável. Baseia-se normalmente em estímulos ou situações concretas que provocam reacções de medo nos indivíduos. O medo objetivo está frequentemente associado a perigos ou riscos reais identificáveis presentes no ambiente. Por exemplo, encontrar uma cobra venenosa ou estar numa situação de risco de vida, como uma catástrofe natural, pode desencadear o medo objetivo.[10,11]

4. Medo subjetivo

É a experiência interna pessoal de medo de um indivíduo que pode não corresponder necessariamente a uma ameaça ou perigo real. É influenciado por factores como experiências passadas, crenças, percepções e interpretações de situações. O medo subjetivo pode variar muito entre indivíduos, pois o que uma pessoa considera aterrador pode não evocar medo noutra. Este tipo de medo é mais subjetivo e pode ser influenciado por vários factores psicológicos e emocionais.[10]

5. Medo inato

O medo inato refere-se aos medos instintivos ou naturais com que os seres humanos e os animais nascem. Estes medos são tipicamente universais em todas as culturas e acredita-se que são adaptações evolutivas que servem para proteger os indivíduos de danos. Exemplos de medos inatos incluem o medo de ruídos altos, alturas e predadores.[12]

6. Medo condicionado

O medo condicionado desenvolve-se através da aprendizagem e da experiência. Ocorre quando um estímulo neutro é associado a uma experiência negativa ou aversiva, levando a respostas de medo na presença desse estímulo. Este tipo de medo é central nos processos de condicionamento clássico e pode contribuir para o desenvolvimento de fobias e perturbações de ansiedade.[12]

7. Medo racional

O medo racional refere-se ao medo que se baseia numa avaliação lógica de uma ameaça ou perigo genuíno. É considerado uma resposta normal e adaptativa a riscos reais e motiva os indivíduos a tomarem medidas adequadas para se protegerem ou evitarem danos.[12]

8. Medo primordial

O medo primordial refere-se a medos profundamente enraizados ou instintivos que têm origem em instintos básicos de sobrevivência. Estes medos estão frequentemente relacionados com ameaças à segurança física ou ao bem-estar e podem despoletar respostas de medo imediatas e intensas, como a resposta de luta ou fuga.[12]

9. Medo Irracional

O medo irracional refere-se ao medo que é desproporcionado em relação à ameaça real ou que carece de uma base racional. Pode ter origem em percepções exageradas, traumas passados ou distorções cognitivas e pode contribuir para perturbações de ansiedade e fobias.[12]

10. Fobia

Uma fobia é um medo intenso, irracional e persistente de um determinado objeto, situação ou atividade. Os indivíduos com fobias sentem normalmente uma ansiedade excessiva ou pânico quando expostos ao estímulo temido, mesmo que a ameaça não seja objetivamente perigosa.[13]

11. Comportamento

São as acções, reacções ou comportamentos de indivíduos ou organismos em resposta a estímulos internos ou externos. Abrange uma vasta gama de actividades observáveis e mensuráveis, incluindo acções verbais e não-verbais, pensamentos, emoções e respostas fisiológicas.[2]

12. Gestão do comportamento

A gestão do comportamento em Odontopediatria é um conjunto de técnicas que ajudam os Odontopediatras a reduzir o medo e a ansiedade da criança e a melhorar a sua cooperação durante os procedimentos dentários.[2]

13. Sedação

A sedação é uma técnica em que um ou mais fármacos são utilizados para deprimir o sistema nervoso central de um doente, reduzindo assim a consciência do doente em relação ao que o rodeia [14,15].

14. Iatrosedação

A iatrosedação refere-se à utilização de técnicas de comunicação e de gestão do comportamento pelos profissionais de medicina dentária para criar um ambiente calmante e redutor da ansiedade, minimizando frequentemente a necessidade de sedação farmacológica.[15]

15. Farmacosedação

A farmacossedação refere-se à utilização de medicamentos para alterar o estado mental de um paciente, permitindo-lhe sentir-se mais confortável e relaxado durante os procedimentos dentários.[15]

16. Analgesia

Diminuição ou eliminação da dor[15].

17. Sedação ligeira

A sedação ligeira, também conhecida como sedação mínima ou ansiólise, refere-se a um estado induzido por fármacos durante o qual os doentes respondem normalmente a comandos verbais, mas podem sentir um nível reduzido de ansiedade e um maior relaxamento.[15]

18. Sedação moderada

A sedação moderada, também conhecida como sedação consciente, induz uma depressão da consciência induzida por medicamentos, durante a qual os doentes respondem propositadamente a estímulos verbais ou tácteis. A capacidade de manter as vias aéreas e a ventilação espontânea não é normalmente afetada.[15]

19. Sedação profunda

A sedação profunda envolve uma depressão da consciência induzida por fármacos durante a qual os doentes não podem ser facilmente despertados, mas respondem propositadamente após estímulos repetidos ou dolorosos. A ventilação espontânea pode ser afetada e pode ser necessário suporte das vias aéreas.[15]

20. Sedação consciente

A sedação consciente é um estado de relaxamento e de consciência reduzida induzido farmacologicamente, que permite ao doente manter a consciência e responder propositadamente a comandos verbais enquanto é submetido a um procedimento médico ou dentário. Este nível de sedação tem como objetivo aliviar a ansiedade, o desconforto ou a dor, tornando o doente mais confortável durante o procedimento.[15]

21. Anestesia geral

A anestesia geral é um estado induzido por fármacos durante o qual os doentes estão inconscientes, não têm consciência e não respondem a todos os estímulos. O suporte das vias aéreas, a ventilação assistida e a estabilidade cardiovascular são frequentemente necessários.[15]

22. Titulação

A titulação é um processo no qual uma substância, normalmente um medicamento, é administrada gradualmente em incrementos medidos até que o efeito desejado seja alcançado. Este método permite um ajuste preciso da dosagem para atingir o nível terapêutico ótimo, minimizando os efeitos adversos. No contexto dos cuidados de saúde, a titulação é normalmente utilizada para adaptar as dosagens dos medicamentos às necessidades individuais dos doentes, garantindo a segurança e a eficácia.[16]

HISTÓRIA DA SEDAÇÃO

A conquista da dor é um dos feitos mais importantes da medicina e deixou uma marca indelével na humanidade. O percurso da Sedação ao longo da história é um testemunho da inovação humana e da procura de alívio do sofrimento nos procedimentos médicos.

A história inicial

Os antigos curandeiros de civilizações como o Egito, a China e a Grécia utilizavam várias substâncias para induzir estados alterados de consciência durante intervenções médicas. O Papiro de Edwin Smith revela a utilização de ópio e de raiz de mandrágora para o controlo da dor durante as cirurgias, demonstrando as primeiras tentativas de atenuar o desconforto dos doentes.[17]

Dwale: Um anestésico da velha Inglaterra

Foram encontradas descrições de anestésicos baseados em misturas de ervas medicinais em manuscritos que datam desde antes da época romana até à Idade Média. A maioria teve origem em regiões do sul da Europa onde as ervas relevantes cresciam naturalmente. Um manuscrito típico, datado de 800 d.C., do mosteiro beneditino de Monte Cassino, no sul de Itália, utilizava uma mistura de ópio, cana-de-açúcar, sumo de amora, alface, cicuta, mandragora e hera. Em 1992, um estudo exaustivo conseguiu identificar um grande número de receitas semelhantes em manuscritos ingleses do final da Idade Média (séculos XII-XV). Todos identificavam a bebida anestésica pelo nome dwale.[18]

Durante a Idade Média, as práticas de anestesia diminuíram e os procedimentos cirúrgicos eram frequentemente experiências traumáticas. Foi só no

Renascimento que o interesse pelo alívio da dor ressurgiu. Ambroise Paré, um cirurgião francês do século XVI, experimentou misturas de ópio e álcool, lançando as bases para desenvolvimentos anestésicos posteriores.[19]

A história inicial e os pioneiros da sedação e analgesia de procedimentos

- Em 1800, Humphry Davy publicou a sua monografia sobre o N2O, na qual descreveu em pormenor a sua investigação sobre o N2O, a sua química e os seus efeitos nos animais e no homem, incluindo as suas acções psicotrópicas (euforia, analgesia) e outras propriedades.[18]

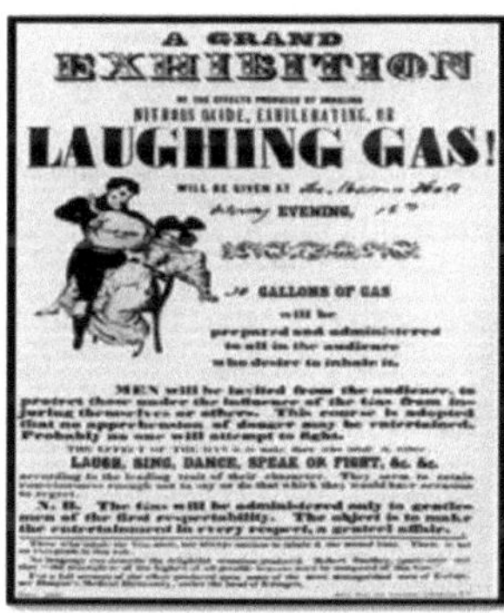

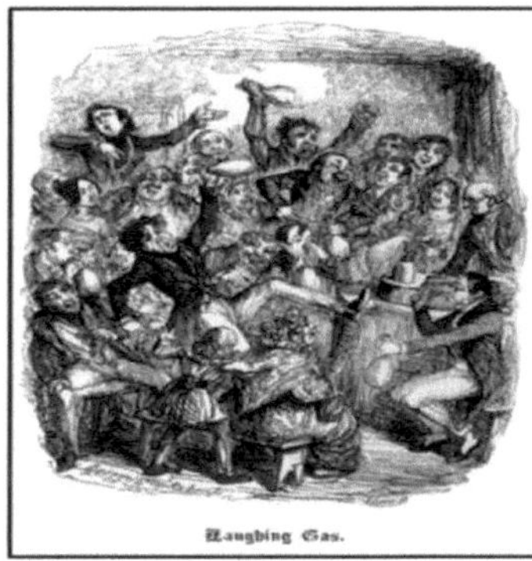

Figura 1: Cartazes da exposição sobre o óxido nitroso

- Durante uma palestra popular sobre o gás hilariante, proferida por Gardner Quincy Colton (1814-1898), um conferencista itinerante de química, um empregado de drogaria (assistente de loja) inalou o gás em 1844 (Figura 1). Enquanto estava sob a influência do gás, tornou-se bastante desordeiro, chocou contra um banco e lacerou a perna sem sentir dor.[20,21,22,23]
- A 10 de dezembro de 1844, um dentista chamado Horace Wells assistiu, testemunhou e apercebeu-se do significado da analgesia por N2O numa

demonstração pública dada por Gardner Quincy Colton e, a 11 de dezembro de 1844, Wells introduziu a anestesia no homem, pelo que o primeiro procedimento cirúrgico (extração de dentes) sob anestesia foi testemunhado independentemente.[21,22,23]

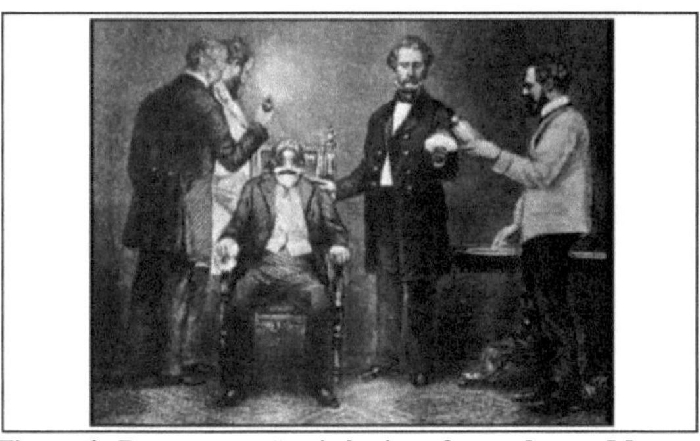

Figura 2: Demonstração cirúrgica efectuada por Morton

- Em 1846, um médico chamado Morton efectuou uma demonstração cirúrgica e deu a primeira demonstração pública de anestesia com éter (Figura 2) no Hospital Geral de Massachusetts, mais tarde chamado "cúpula de éter".[23]
- Em 1847, o obstetra inglês James Simpson estava satisfeito com as propriedades anestésicas do éter para as suas pacientes. Não lhe agradava o odor nem a possibilidade de induzir o vómito. Começou a utilizar o clorofórmio como analgésico para as dores de parto, apesar de outros afirmarem que tinha consequências negativas significativas. O clorofórmio continuou a ser um agente anestésico importante na década de 1860 e tornou-se um produto padrão para os soldados que, quando feridos em batalha, o podiam autoadministrar.[24,25,26]

- Os procedimentos cirúrgicos que usavam éter continuaram. Outros indivíduos que reivindicavam ser o descobridor da anestesia levaram Morton a lutar pelo reconhecimento. Morton morreu tragicamente em 1848 sem nunca ter sido oficialmente reconhecido pelos seus feitos.
- Depois do seu desempenho falhado com o N2O como anestésico, o paradeiro e o estado mental de Wells foram incertos durante alguns anos. Era muito importante para ele provar a sua credibilidade e ser reconhecido pelos seus feitos. Embora o conceito de dependência não fosse reconhecido nessa altura, Wells tinha-se tornado um viciado em clorofórmio com um comportamento imprevisível.[27]
- A inalação de clorofórmio contribuiu para o seu declínio mental. Em estado de estupor, Wells atirou ácido a uma prostituta na cidade de Nova Iorque e foi preso em 1848. Pediu para ir buscar alguns objectos pessoais a sua casa e levou uma lâmina de barbear e clorofórmio para a sua cela. Escreveu as suas últimas palavras à mulher e suicidou-se cortando a artéria femoral, sob o efeito da droga.[27]

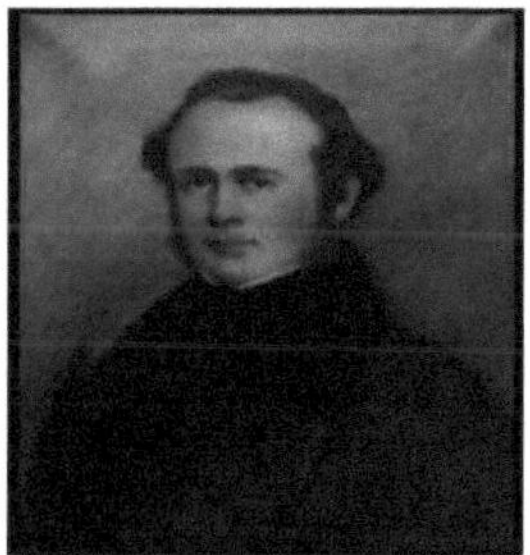

Figura 3: Horace Wells

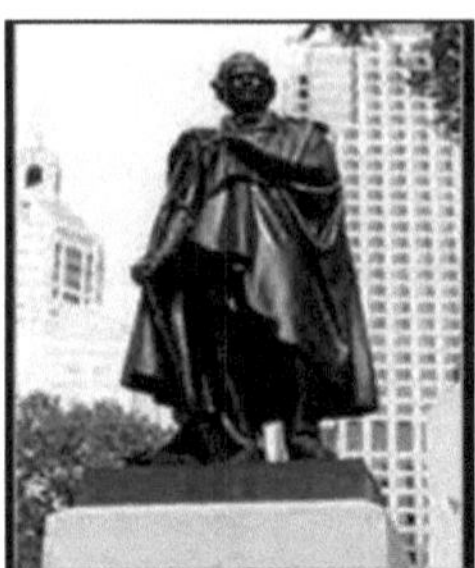

Figura 4: Estátua de Horace Wells

- Suicidou-se a 30 de maio de 1848 e terminou a sua vida aos 33 anos; Wells (Figura 3, 4) não tinha conhecimento do reconhecimento que lhe seria atribuído em breve, nomeando-o o "Pai da Anestesia".[27]
- Em 1848, Wells foi reconhecido como descobridor da anestesia pela Sociedade Médica de Paris (França)[23].

- Em 1864, Wells foi reconhecido como descobridor da anestesia pela American Dental Association[23]

- Em 1870, Wells foi reconhecido como descobridor da anestesia pela American Medical Association[23].
    - Em 1881, o médico Stanislav Klikovich obteve uma tese de doutoramento para a utilização do N2O na medicina, obstetrícia e ginecologia e em várias condições médicas (asma e doença coronária).[28]
    - Em 1902, um dentista chamado Charles Teeter desenvolveu um equipamento prático para a administração de N2O e O2 e, em 1910, o dentista JA Heidbrink e o médico EI McKesson modificaram o projeto anterior de Teeter e melhoraram o equipamento de Teeter.

- Em 1911, Guedel desenvolveu um sistema de autoadministração de N2O & O2 que anuncia a utilização generalizada de N2O & O2 em obstetrícia[22,29,30].
- Em 1923, o dentista Neils Jorgensen começou a utilizar álcool etílico oral para PSA. Por conseguinte, é justo dizer que Jorgensen, um dentista, é verdadeiramente "o pai da sedação intravenosa processual" em medicina dentária e medicina[31].
- Em 1937, o dentista Harry Langa introduziu o PSA com N2O e O2 para procedimentos operatórios (no seu consultório dentário), apontando o caminho para a sua utilização noutros procedimentos médicos.[32]
- Em 1945, o dentista Jorgensen introduziu a PSA intravenosa, utilizando um cocktail intravenoso para a PSA (pentobarbital, escopolamina, meperidina)[33,34].
- A partir de 1949, Langa introduziu os primeiros cursos de formação de qualidade para a PSA, escreveu e publicou um livro abrangente sobre a PSA utilizando N2O e O2 em 1962, após o que a PSA passou a ser aceite como uma disciplina para a prática anestésica[35,36,37].

"Isto parece confirmar a verdade do que Winston Churchill terá dito: "A história é escrita pelos vencedores". [38]

Histórico de sedação com N2O[15,20,22,28,31,36]

- Em 1772, o químico britânico Joseph Priestley sintetizou pela primeira vez o óxido nitroso através do aquecimento do nitrato de amónio. Embora não tenha reconhecido o seu potencial anestésico, esta descoberta foi fundamental para a compreensão das propriedades dos gases, marcando a origem da exploração científica do óxido nitroso.

- Em 1799, Humphry Davy, um químico britânico, fez experiências com óxido nitroso e reconheceu os seus efeitos eufóricos e analgésicos. Ele próprio inalou o gás e observou que poderia ser útil em procedimentos cirúrgicos para aliviar a dor. Davy cunhou o termo "gás hilariante" devido aos seus efeitos e lançou as primeiras bases para a sua futura utilização médica.
- Em 1844, o dentista americano Horace Wells assistiu a uma demonstração pública do artista Gardner Quincy Colton e observou que um homem sob a influência do óxido nitroso não sentia dor depois de se ter magoado. Inspirado por este facto, Wells utilizou o óxido nitroso em si próprio para extrair um dente, tornando-se assim o primeiro a utilizar o óxido nitroso para anestesia dentária. Este facto marcou a introdução do óxido nitroso em ambientes clínicos.
- Em 1863, após a trágica morte de Wells, Gardner Quincy Colton reavivou a utilização do óxido nitroso na medicina dentária. Começou a utilizá-lo regularmente para extracções dentárias indolores no seu consultório dentário e popularizou a sua utilização em clínicas dentárias.
- Em 1868, o Dr. Edmund Andrews, um cirurgião americano, melhorou a sedação com óxido nitroso, misturando-o com oxigénio para evitar a hipoxia (privação de oxigénio), que anteriormente constituía um risco significativo. Este avanço tornou o óxido nitroso mais seguro para

procedimentos mais longos e alargou a sua utilização em cirurgia.

- Na década de 1930, o trabalho do anestesiologista Carl F. Fink e outros levou a melhorias nos sistemas de administração de anestesia, aumentando a precisão e o controlo da administração de óxido nitroso. Isso marcou o início das práticas anestésicas modernas, particularmente para procedimentos curtos.
- Na década de 1950, o Dr. Leonard Monheim, um pioneiro da anestesia dentária, avançou a utilização do óxido nitroso em Odontopediatria. A sua investigação ajudou a tornar a sedação com óxido nitroso um padrão, especialmente para crianças, devido à sua segurança, início rápido e efeitos reversíveis. Este facto solidificou o seu lugar nos procedimentos dentários e médicos.
- Na década de 1970, a Sociedade Americana de Anestesiologistas (ASA) e a Academia Americana de Odontopediatria (AAPD) emitiram diretrizes formais sobre a utilização da sedação com óxido nitroso, especialmente em crianças. Durante este período, foi efectuada uma extensa investigação sobre as suas propriedades farmacológicas, bem como sobre a sua combinação com outros agentes sedativos.
- Na década de 1990, o Dr. Stephen Yagiela contribuiu significativamente para a compreensão da farmacologia do óxido nitroso, especialmente em combinação com outros sedativos, como o midazolam. O seu trabalho expandiu a utilização do óxido nitroso em procedimentos dentários mais complexos, melhorando os resultados da sedação.

- Na década de 2000, os avanços tecnológicos registados no início da década de 2000 incluíram o desenvolvimento de sistemas sofisticados de administração de óxido nitroso, que incluíam sistemas de eliminação para reduzir a exposição profissional e permitiam ajustes em tempo real para uma maior segurança.

NÍVEIS DE SEDAÇÃO

A sedação desempenha um papel crucial na Odontopediatria, oferecendo um meio seguro e eficaz de gerir a ansiedade, a dor e o comportamento não cooperante durante os procedimentos dentários. Ao modular o nível de consciência de uma criança, a sedação permite uma experiência mais confortável, assegurando simultaneamente que os tratamentos necessários são efectuados de forma eficiente. O espetro de sedação, desde a sedação mínima até à anestesia geral, proporciona flexibilidade na abordagem das diferentes necessidades e reacções dos pacientes pediátricos. Compreender o continuum de sedação conforme descrito por organizações como a American Society of Anesthesiologists (ASA) é essencial para adaptar as práticas de sedação a casos individuais e garantir a segurança do paciente (Tabela 1).

Tabela 1: Continuidade da profundidade da sedação

	Minimal Sedation (Anxiolysis)	Moderate Sedation (Analgesia)	Deep Sedation	General Anesthesia
Responsiveness	Normal response to verbal stimulation	Purposeful response to verbal or tactile stimulation	Purposeful response following repeated or painful stimulation	Unarousable even with painful stimulus
Airway	Unaffected	No intervention required	Intervention may be required	Intervention often required
Spontaneous ventilation	Unaffected	Adequate	May be Inadequate	Frequently inadequate
Cardiovascular function	Unaffected	Usually maintained	Usually maintained	May be impaired

1) Sedação mínima: Um nível de consciência minimamente deprimido produzido por um método farmacológico que mantém a capacidade do doente de manter de forma independente e contínua uma via aérea e responder normalmente à estimulação tátil e ao comando verbal. Embora a função cognitiva e a coordenação possam ser modestamente prejudicadas, as funções ventilatórias e cardiovasculares não são afectadas.[39]
2) Sedação moderada ou "sedação consciente": Depressão da consciência induzida por fármacos durante a qual os doentes respondem propositadamente a comandos verbais, isoladamente ou acompanhados de uma leve estimulação tátil. Não são necessárias intervenções para manter uma via aérea desobstruída e a ventilação espontânea é adequada. A função cardiovascular é geralmente mantida.[39]
3) Sedação profunda: Depressão da consciência induzida por fármacos durante a qual os doentes não podem ser facilmente despertados, mas respondem propositadamente após estímulos repetidos ou dolorosos. A capacidade de

manter a função ventilatória de forma autónoma pode estar comprometida. Os doentes podem necessitar de assistência para manter uma via aérea desobstruída e a ventilação espontânea pode ser inadequada. A função cardiovascular é normalmente mantida [39].

4) Anestesia geral: Perda de consciência induzida por fármacos durante a qual os doentes não são despertados nem mesmo por estímulos dolorosos. A capacidade de manter a função ventilatória de forma autónoma está frequentemente comprometida. Os doentes necessitam frequentemente de assistência para manter uma via aérea desobstruída e pode ser necessária ventilação com pressão positiva devido a uma ventilação espontânea deprimida ou a uma depressão da função neuromuscular induzida por fármacos. A função cardiovascular pode estar comprometida[39,40].

Classificação de Guedel

Em 1937, Arthur Ernest Guedel introduziu uma classificação usada para descrever os estágios da anestesia geral. Ela divide a anestesia em quatro estágios com base no nível de consciência, reflexos e respostas fisiológicas do paciente. Esses estágios incluem o Estágio 1 (analgesia), o Estágio 2 (excitação), o Estágio 3 (anestesia cirúrgica) e o Estágio 4 (paralisia respiratória). Compreender a classificação de Guedel é importante para monitorizar e gerir os doentes sob anestesia e garantir que permanecem no estádio ideal para os procedimentos cirúrgicos, evitando os efeitos perigosos de níveis de sedação mais profundos e não controlados (Figura 5). Em 1954, Joseph F. Artusio dividiu ainda mais o primeiro estágio da classificação de Guedel em três planos.

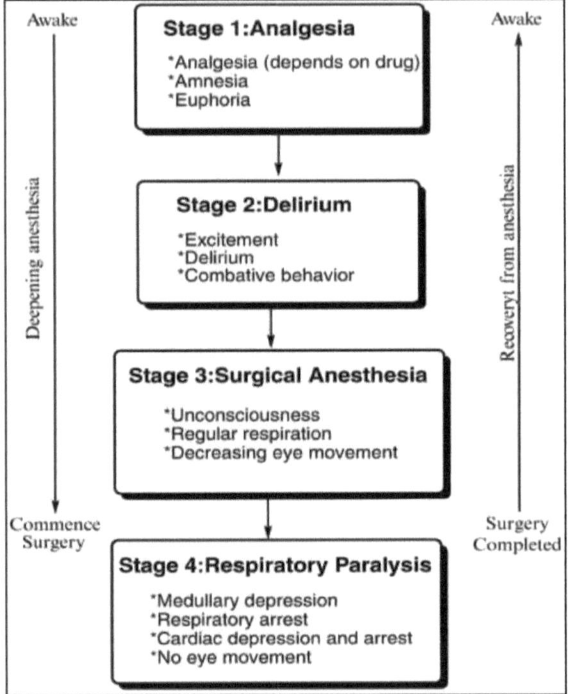

Figura 5: Classificação de Guedel

- Fase 1 - Analgesia ou desorientação

Esta fase pode ser iniciada numa área de espera de anestesiologia pré-operatória onde o doente recebe a medicação e pode começar a sentir os seus efeitos, mas ainda não ficou inconsciente. Esta fase é normalmente descrita como a "fase de indução". Os doentes estão sedados mas conversam. A respiração é lenta e regular. Nesta fase, o doente passa de uma analgesia sem amnésia para uma analgesia com amnésia concomitante. Esta fase termina com a perda de consciência.[41]

- **Plano I (consciência com obtundação da dor)**

É o plano mais ligeiro de analgesia, durante o qual o doente ainda está consciente, ciente do que o rodeia, mas em que os estímulos de dor são obstruídos. Alguns procedimentos dentários operatórios podem ser realizados neste plano sem dor ou com um desconforto mínimo.[42] o **Plano II (Reação à voz mas incapacidade de recordar a dor)**

O plano médio de analgesia no qual o paciente "permanece" entre a consciência e a inconsciência. Neste plano, os sinais de dor podem ser exibidos durante um procedimento operatório ou cirúrgico, mas não há lembrança da dor no estado pós-analgésico.[42]

- **Plano III (Inconsciência, ausência de dor na maioria dos procedimentos dentários de curta duração, retenção da maioria dos reflexos sem relaxamento muscular)**

O plano em que alguns procedimentos cirúrgicos menores de curta duração podem ser realizados sem dor, mas em que o doente pode reagir a estímulos particularmente dolorosos com movimentos lentos. As reacções podem ser orientadas ou desorientadas, dependendo de cada doente. Não existe relaxamento adequado para efetuar quaisquer procedimentos cirúrgicos orais extensos, a menos que a analgesia seja complementada com anestesia local. Uma combinação de anestesia de Estádio I, Plano III e anestesia local é frequentemente a técnica mais eficaz para o doente dentário em ambulatório. Os reflexos das pálpebras, da deglutição, do vómito e da tosse estão presentes neste plano. O paciente que é submetido a um tratamento operatório ou cirúrgico neste plano acorda com a sensação de ter estado sob anestesia total.[42]

- Fase 2 - Excitação ou Delírio

Esta fase é marcada por caraterísticas como desinibição, delírio, movimentos descontrolados, perda do reflexo das pestanas, hipertensão e taquicardia. Os reflexos das vias aéreas permanecem intactos durante esta fase e são frequentemente hipersensíveis à estimulação. A manipulação das vias aéreas durante esta fase da anestesia deve ser evitada, incluindo a colocação e remoção de tubos endotraqueais e manobras de aspiração profunda. Existe um risco mais elevado de laringoespasmo (encerramento tónico involuntário das cordas vocais) nesta fase, que pode ser agravado por qualquer manipulação das vias aéreas. Consequentemente, a combinação de movimentos espásticos, vómitos e respirações rápidas e irregulares pode comprometer as vias respiratórias do doente. Os agentes de ação rápida ajudam a reduzir tanto quanto possível o tempo passado na fase 2 e facilitam a entrada na fase 3.[42]

- Estágio 3 - Anestesia cirúrgica[42,43]

Este é o nível anestésico visado para procedimentos que requerem anestesia geral. A cessação dos movimentos oculares e a depressão respiratória são as caraterísticas deste estádio. A manipulação das vias aéreas é segura neste nível. Existem quatro "planos" descritos para esta fase.

- **Plano I**

Mantém-se a respiração espontânea regular, as pupilas contraídas e o olhar central. Os reflexos palpebrais, conjuntivais e de deglutição desaparecem normalmente neste plano.

- **Avião II**

Há interrupções intermitentes da respiração, juntamente com a perda dos reflexos da córnea e da laringe. Podem também ocorrer movimentos oculares interrompidos e aumento do lacrimejo .

- **Plano III**

É marcado pelo relaxamento completo dos músculos intercostais e abdominais e pela perda do reflexo pupilar da luz. Este plano é designado por "verdadeira anestesia cirúrgica" porque é ideal para a maioria das cirurgias.

- **Plano IV**

Caracteriza-se por respiração irregular, movimento paradoxal da caixa torácica e paralisia total do diafragma, resultando em apneia.

- Fase 4 - Paralisia respiratória

Esta fase ocorre quando é administrado demasiado agente anestésico em relação à quantidade de estimulação cirúrgica, o que resulta no agravamento de uma depressão cerebral ou medular já grave. Esta fase começa com a paragem respiratória e termina com a morte potencial. Nesta fase, os músculos esqueléticos estão flácidos e as pupilas estão fixas e dilatadas. A pressão sanguínea é tipicamente significativamente mais baixa do que o normal, com pulsos fracos e instáveis devido à supressão da bomba cardíaca e à vasodilatação na corrente sanguínea periférica. Sem apoio cardiovascular e respiratório, esta fase é letal. Por isso, o objetivo do anestesista é fazer a transição do paciente o mais rápido possível para o estágio 3 da anestesia e mantê-lo lá durante toda a operação.[42,43]

Os níveis de sedação formam um continuum que vai desde a sedação mínima, em que o doente permanece totalmente consciente, até à anestesia geral, em que há uma perda total de consciência. Cada nível requer uma monitorização cuidadosa para garantir a segurança do doente e respostas adequadas durante os procedimentos dentários. Ao compreender as caraterísticas distintas de cada fase, os profissionais de medicina dentária podem adaptar a sedação às necessidades individuais do doente, minimizando o desconforto e garantindo um tratamento eficaz. Este conhecimento é crucial na Odontopediatria, onde a cooperação e a segurança do doente são fundamentais.

VIAS DE SEDAÇÃO

A utilização de medicamentos para controlar a ansiedade é designada por farmacossedação. A iatrosedação, por si só, permite-nos tratar apenas uma pequena percentagem dos nossos pacientes com medo. Uma vantagem das técnicas iatrosedativas é a sua capacidade de aumentar a eficácia de quaisquer medicamentos que possam ser necessários para o tratamento definitivo dos medos dentários do doente. Mesmo que tenhamos de recorrer à farmacossedação, a grande maioria dos pacientes em que a iatrosedação foi utilizada necessitará de doses mais pequenas dos medicamentos para obter um grau comparável de sedação moderada [14, 44, 45].

Existem muitas vias através das quais os medicamentos podem ser administrados. Estas vias estão a ser utilizadas na prática da Odontopediatria. As vias são as seguintes:

- **Oral (PO):** A via oral é o método mais comum de administração de medicamentos, amplamente aceite devido à sua facilidade de utilização e segurança. Embora os adultos raramente se oponham, as crianças mais pequenas podem resistir. A administração oral apresenta um menor risco de reacções adversas graves em comparação com as vias parentéricas. A absorção ocorre no estômago e no intestino delgado, com efeitos que começam por volta dos 30 minutos e atingem o seu pico nos 60 minutos seguintes.
- **Rectal (PR):** A via rectal de administração de fármacos é raramente utilizada em medicina dentária, exceto em casos pediátricos em que os

doentes podem não querer ou não poder tomar fármacos por via oral. Este método, juntamente com outros como a administração intranasal e sublingual, permite que os fármacos sejam absorvidos diretamente na circulação sistémica, contornando o trato gastrointestinal. Estes métodos são considerados parenterais, por oposição às vias enterais (oral e rectal), em que os fármacos são absorvidos na circulação entero-hepática antes de entrarem na circulação sistémica.[15,46]

- **Tópica:** A absorção do fármaco através da pele intacta é geralmente fraca; no entanto, os anestésicos locais aplicados topicamente são eficazes em tecidos não queratinizados, como as membranas mucosas da boca, nariz, garganta e outras áreas. Em medicina dentária, a anestesia tópica é normalmente utilizada para reduzir o medo e a dor associados à administração de anestésicos locais injectáveis, proporcionando um alívio eficaz antes dos procedimentos[47].
- **Intranasal (IN):** Os medicamentos intranasais são utilizados principalmente em Odontopediatria para evitar injecções ou a administração oral em doentes que não cooperam. São também cada vez mais utilizados em medicina de emergência para tratar o estado epilético quando o acesso venoso é difícil. Os fármacos IN são absorvidos diretamente na circulação sistémica, contornando a circulação entero-hepática, com biodisponibilidade e absorção semelhantes às da administração intravenosa. Os níveis plasmáticos máximos são normalmente atingidos em 10 minutos[48,49].

- **Inalação (Pulmonar):** Os agentes inalatórios, especialmente o óxido nitroso (N2O) e o oxigénio (O2), são normalmente utilizados em Odontopediatria para sedação consciente e anestesia geral. O N2O oferece um rápido início de ação (15 a 30 segundos) e permite uma titulação precisa, aumentando o conforto e a segurança do paciente. A recuperação rápida permite que os pacientes retomem as suas actividades pouco tempo depois dos procedimentos, o que a torna ideal para utilização em ambulatório. A N2O-O2 continua a ser o método preferido para gerir a ansiedade intra-operatória na clínica dentária.[31]
- **Subcutânea (SC):** A via subcutânea envolve a injeção de um medicamento nos tecidos por baixo da pele. Em Odontopediatria, pode ser utilizada para administrar certos hipnóticos e opiáceos não voláteis, solúveis em água ou gordura. É menos comum devido às taxas de absorção mais lentas. Uma vez que os tecidos subcutâneos têm uma irrigação sanguínea limitada, a absorção do fármaco é prolongada, o que torna este método menos eficaz para os procedimentos dentários pediátricos, em que são normalmente preferidas técnicas de sedação mais rápidas e mais controláveis.[15,50]
- **Intramuscular (IM):** A administração intramuscular é uma técnica parentérica valiosa em Odontopediatria para o controlo da dor e da ansiedade. Oferece um rápido início de ação (cerca de 10 minutos) e uma absorção fiável, o que a torna eficaz para os doentes mais jovens que não cooperam e que necessitam apenas de uma breve contenção para a injeção. A administração IM permite um efeito clínico mais pronunciado em

comparação com as vias orais, reduzindo a necessidade de cooperação do doente.[15]

- **Intravenosa (IV):** A via intravenosa é altamente eficaz para obter uma sedação previsível com efeitos rápidos, normalmente dentro de 20 a 25 segundos. As suas vantagens incluem um curto período de latência, a capacidade de titulação das doses e a indução de amnésia para aliviar a ansiedade durante os procedimentos. A sedação intravenosa permite um controlo preciso dos níveis de sedação, o que a torna particularmente benéfica para gerir o conforto e a segurança do doente. A sedação intravenosa requer uma monitorização cuidadosa para garantir a segurança do doente.[15]
- **Anestesia geral (AG):** A anestesia geral é utilizada principalmente para controlar a dor e a ansiedade em crianças que não cooperam ou que têm necessidades especiais em Odontopediatria. Proporciona um início rápido e uma elevada eficácia. A AG requer uma formação significativa para garantir a segurança do paciente, uma vez que envolve a gestão de pacientes inconscientes com reflexos de proteção diminuídos. Embora seja mais frequentemente utilizada para procedimentos cirúrgicos orais, também pode ser indicada para trabalhos de restauração e higiene em crianças perturbadoras ou deficientes, realçando a necessidade de conhecimentos especializados na prática dentária pediátrica[51,52].

Compreender as vias de sedação é essencial para gerir a dor e a ansiedade em Odontopediatria. Cada método tem benefícios e desafios únicos e deve ser selecionado com base nas necessidades do paciente, na cooperação e nas especificidades do procedimento para garantir uma experiência segura e positiva que apoie os cuidados dentários ao longo da vida.

AVALIAÇÃO FÍSICA

Antes de iniciar o tratamento de um novo paciente, é essencial que tanto o dentista como a equipa se familiarizem com o historial médico do paciente. Esta prática é universalmente aplicável, independentemente de estarem previstas intervenções farmacêuticas para controlo da dor ou da ansiedade. Dado o profundo impacto que os cuidados dentários podem ter no bem-estar físico e psicológico dos pacientes, é imperativo que o médico dentista antecipe potenciais desafios de forma proactiva. Como diz o ditado, "a preparação para uma emergência torna a emergência inexistente". Por conseguinte, o conhecimento prévio do estado físico de um paciente permite ao dentista adaptar o plano de tratamento em conformidade, assegurando que está de acordo com os níveis de tolerância do paciente. Isto torna-se particularmente crucial quando se contempla a administração de medicamentos para controlo da dor (por exemplo, anestésicos locais) ou controlo da ansiedade (por exemplo, depressores do sistema nervoso central [SNC]). Nomeadamente, certos fármacos utilizados em medicina dentária podem ser contra-indicados em doentes com condições médicas específicas, o que realça a importância crucial da consciencialização relativamente a estas contra-indicações para evitar complicações potencialmente graves.[15]

Objectivos da avaliação física[15]

- Determinar a capacidade do paciente para tolerar fisicamente as tensões envolvidas no tratamento dentário planeado.
- Determinar a capacidade do paciente para tolerar psicologicamente as tensões envolvidas no tratamento dentário planeado.

- Determinar se a modificação do tratamento está indicada para permitir ao paciente tolerar melhor o stress do tratamento dentário.
- Para determinar se a utilização de sedação está indicada.
- Para determinar qual a técnica de sedação mais adequada para o doente.
- Para determinar se existem contra-indicações para
  - O tratamento dentário planeado
  - Qualquer um dos medicamentos a utilizar

Os dois primeiros objectivos envolvem a capacidade do paciente para tolerar o stress envolvido no tratamento dentário planeado. O stress pode ser de natureza fisiológica ou psicológica.

Os doentes com problemas médicos subjacentes podem ser menos capazes de tolerar os níveis habituais de stress associados a vários tipos de cuidados dentários. Estes doentes têm maior probabilidade de sofrer uma exacerbação aguda dos seus problemas médicos subjacentes durante períodos de maior stress. Estes processos patológicos incluem angina de peito, perturbações convulsivas, asma e doença falciforme. Embora a maioria destes doentes possa tolerar os cuidados dentários planeados com relativa segurança, é obrigação do dentista e do pessoal determinar se este problema existe, a sua gravidade e o modo como pode afetar o plano de tratamento dentário proposto.

O stress excessivo também pode ser prejudicial para o doente não medicamente comprometido. O medo, a ansiedade e a dor aguda produzem alterações abruptas na homeostasia do organismo que podem ser prejudiciais. Muitos doentes "saudáveis" sofrem de emergências relacionadas com o medo, incluindo hiperventilação e síncope vasovagal.

O terceiro objetivo é determinar se se deve ou não modificar o regime de tratamento habitual de um doente para que este possa tolerar melhor o stress do tratamento. Em alguns casos, um doente saudável será psicologicamente incapaz de tolerar o tratamento planeado. O tratamento pode ser modificado para minimizar o stress enfrentado por este doente.

O doente clinicamente comprometido também beneficiará da modificação do tratamento com o objetivo de minimizar o stress. Os protocolos de redução do stress (SRP) foram concebidos para ajudar o dentista a minimizar o stress relacionado com o tratamento, tanto no doente saudável como no doente clinicamente comprometido.

Avaliação física[15]

A avaliação física em medicina dentária consiste nos três componentes seguintes:

1. Questionário sobre o historial médico
2. Exame físico
3. História do diálogo

Com as informações recolhidas nestas três etapas, o dentista estará mais apto a determinar

- O estado físico e psicológico do paciente
- Consultar um médico, se indicado
- Modificar adequadamente o tratamento dentário planeado, se indicado.

1. **Questionário sobre o historial médico**

- Alergias e reacções alérgicas ou adversas a medicamentos anteriores.
- Medicamentos actuais, incluindo dosagem, hora, via e local de administração.
- Doenças ou anomalias da paciente, incluindo o estado de gravidez das adolescentes.
- Hospitalizações anteriores, incluindo a data, o objetivo e o percurso hospitalar.
- Historial de anestesia geral ou sedação e quaisquer complicações associadas.
- História familiar de doenças e complicações anestésicas.
- Revisão dos sistemas do corpo.
- Idade em anos e meses e peso em quilogramas.[8]

2. **Exame físico**

Embora o questionário de história clínica desempenhe um papel fundamental na avaliação do bem-estar físico e psicológico de um doente, tem limitações. Para que o questionário seja eficaz. Os doentes devem estar conscientes de quaisquer condições médicas e dispostos a partilhar esta informação com o seu dentista. A compreensão do paciente sobre a sua própria condição física pode levar a desinformação, particularmente entre aqueles que não fazem check-ups médicos regulares. Muitas doenças podem permanecer assintomáticas durante períodos prolongados e os sintomas podem ser confundidos com problemas menos graves. Devido a estas limitações inerentes, os dentistas devem procurar fontes de informação adicionais, tais como os resultados do exame físico, para obterem uma compreensão abrangente do estado físico de um doente. Isto consiste no seguinte:

- Monitorização dos sinais vitais
- Inspeção visual do doente

O paciente deve ser submetido a uma avaliação física mínima na visita inicial ao consultório antes do início de qualquer tratamento dentário. As leituras obtidas nesta altura denominadas "sinais vitais de base" são registadas na ficha do paciente.

Sinais vitais[8,15]

- **Frequência cardíaca (pulso) e ritmo**

Medida com um oxímetro de pulso ou por palpação das artérias (por exemplo, radial, carótida). A monitorização da frequência cardíaca assegura a estabilidade cardiovascular do doente, detectando arritmias ou ritmos anormais como taquicardia ou bradicardia. Qualquer irregularidade na frequência cardíaca pode ser um sinal precoce de complicações da sedação que exijam um ajuste imediato.

- **Tensão arterial**

Medida com um esfigmomanómetro ou uma braçadeira de pressão arterial automática. Ajuda a avaliar a função cardiovascular de base e a monitorizar os sinais de hipotensão ou hipertensão. A manutenção de uma tensão arterial normal durante a sedação é crucial para evitar a disfunção de órgãos ou a sedação excessiva em doentes vulneráveis.

- **Temperatura**

Medido com termómetros digitais (oral, timpânico ou da testa). Ajuda a monitorizar as respostas metabólicas do corpo durante a sedação, detectando condições como hipertermia ou hipotermia. Uma temperatura corporal anormal pode indicar um problema subjacente, como uma infeção ou efeitos secundários induzidos pela sedação.

- **Frequência respiratória**

Contada através da observação dos movimentos do tórax ou da utilização de monitores respiratórios. A frequência respiratória normal é vital para garantir que o doente é adequadamente ventilado. A sedação afecta frequentemente a função respiratória e a deteção precoce de padrões anormais como a bradipneia pode ajudar a evitar a hipoventilação (Quadro 2).

Tabela 2: Sinais vitais em várias idades

Age (Year)	Heart rate (Beat/Min)	Blood pressure (mm/Hg)	Respiratory (Breath/Min)
1-3	70-110	90-105/55-70	20-30
3-6	65-110	95-110/60-75	20-25
6-12	60-95	100-120/60-75	14-22
12	55-85	110-135/65-85	12-18

- **Saturação de oxigénio (SpO2)**

Medida através de um oxímetro de pulso colocado no dedo ou no lóbulo da orelha. Indica os níveis de oxigénio no sangue, o que é fundamental para evitar a hipoxia. Uma vez que a sedação deprime a função respiratória, a monitorização contínua da SpO2 é fundamental para garantir que o fornecimento de oxigénio aos tecidos não é comprometido.

- **Altura**

Medida com um estadiómetro ou uma régua plana para bebés. A altura é fundamental para calcular a área de superfície corporal (BSA), que ajuda a determinar as dosagens corretas de agentes anestésicos e sedativos em doentes pediátricos. Garante que a sedação não é sub ou sobredosagem, uma vez que ambos os extremos podem representar riscos.

- Peso

Medido com uma balança pediátrica, é essencial para calcular as dosagens dos medicamentos, uma vez que a maioria dos sedativos pediátricos e das doses anestésicas se baseiam no peso (por exemplo, mg/kg). A medição exacta do peso garante que a criança recebe a quantidade adequada de sedação, reduzindo o risco de reacções adversas ou toxicidade.

Inspeção visual[8,15]

- Aspeto geral: Observar o estado geral de saúde, o tom de pele e quaisquer sinais de desconforto ou ansiedade, que são fundamentais para antecipar as necessidades de sedação.
- Avaliação das vias aéreas: Exame visual da estrutura facial, do pescoço e da cavidade oral para avaliar quaisquer potenciais obstruções ou dificuldades das vias respiratórias, especialmente crucial para a sedação, em que o controlo das vias respiratórias é fundamental.
- Cor e estado da pele: Verificar se há palidez, cianose ou sinais de desidratação que possam indicar problemas de saúde subjacentes.
- Anomalias físicas: Verificar se existem deformações físicas ou condições como a obesidade que possam complicar o processo de sedação ou o controlo das vias aéreas.

3. História do diálogo[15]

Refere-se à interação e avaliação das respostas do doente durante a administração de sedativos. Isto engloba a comunicação verbal e não verbal, incluindo o feedback do doente e a monitorização dos sinais fisiológicos. Ajuda a compreender a forma como o doente reage às várias técnicas de sedação, garantindo uma gestão segura e eficaz.

Nos protocolos de sedação, a história do diálogo desempenha um papel importante na adaptação dos níveis de sedação, especialmente em Odontopediatria, onde a monitorização contínua das respostas do doente ajuda a gerir eficazmente a ansiedade, o desconforto ou quaisquer reacções adversas. Os profissionais baseiam-se frequentemente nos sinais físicos e nas preocupações expressas pelo doente ou nos níveis de conforto durante o procedimento.

Classificação ASA

Em 1962, a Sociedade Americana de Anestesiologistas (ASA) adoptou o que é agora referido como o sistema de classificação do estado físico da ASA. Este sistema representa um método de estimativa do risco médico apresentado por um doente submetido a um procedimento cirúrgico. O sistema foi projetado principalmente para pacientes prestes a receber uma anestesia geral, mas desde sua introdução, o sistema de classificação tem sido usado para todos os pacientes cirúrgicos, independentemente da técnica anestésica (por exemplo, anestesia geral, anestesia regional, sedação).[53]

- ASA 1 - Um doente normal e saudável.
- ASA 2 - Um doente com doença sistémica ligeira.
- ASA 3 - Um doente com doença sistémica grave.
- ASA 4 - Doente com doença sistémica grave que constitui um risco de vida constante.
- ASA 5 - Um doente moribundo que não é expetável que sobreviva sem a operação.
- ASA 6 - Um doente declarado em morte cerebral cujos órgãos estão a ser retirados para fins de doação.

ASA 1

Os doentes ASA 1 são considerados "normais e saudáveis". São capazes de realizar uma atividade normal sem problemas. São capazes de subir um lanço de escadas ou caminhar dois quarteirões de uma cidade sem qualquer dificuldade (fadiga excessiva, falta de ar ou dor no peito). O doente ASA 1 é candidato a qualquer técnica de sedação ou a anestesia geral em ambulatório.[15]

ASA 2

Os doentes ASA 2 têm "uma doença sistémica ligeira" ou são saudáveis mas têm uma ansiedade e um medo extremos em relação à medicina dentária ou estão grávidas. Os doentes ASA 2 são capazes de realizar actividades normais, mas têm de descansar devido à angústia. Os doentes ASA 2 são menos tolerantes ao stress do que os doentes ASA 1. Não existem limitações gerais à utilização de procedimentos farmacossedativos para o doente ASA 2. A anestesia geral em ambulatório pode ser administrada a doentes ASA 2. Exemplos de doentes ASA 2 são:

- A mulher grávida saudável.
- O doente saudável mas extremamente fóbico.
- O doente com alergia a medicamentos ou que seja atópico (alergias múltiplas presentes).
- O doente adulto com uma PA entre 140 e 159 mm Hg e/ou 90 e 94 mm Hg.
- O doente com NIDDM (diabetes de tipo 2).
- O doente com epilepsia bem controlada.
- O doente com asma bem controlada.

- O doente com antecedentes de hipertiroidismo ou hipotiroidismo que está a ser tratado e que se encontra atualmente numa situação de doença da tiroide.
- Doentes ASA 1 que apresentam uma infeção do trato urinário.

ASA 3

Os doentes ASA 3 têm "doença sistémica grave que limita a atividade, mas não é incapacitante". Os doentes ASA 3 são menos capazes de tolerar o stress do que os classificados como ASA 2. Os cuidados dentários electivos continuam a ser adequados; no entanto, a necessidade de técnicas de redução do stress e outras modificações do tratamento é maior. Deve-se considerar seriamente as modificações do tratamento em pacientes ASA 3. A anestesia geral em ambulatório não é normalmente recomendada para estes pacientes; no entanto, muitas das técnicas de farmacossedação podem ser utilizadas com algumas modificações potenciais no que respeita à duração do procedimento e à profundidade da sedação.[15] Exemplos de pacientes ASA 3 são:

- O doente com IDDM (diabetes de tipo 1) bem controlada.
- O doente com doença sintomática da tiroide (hipotiroidismo ou

hipertiroidismo).

- O doente que sofreu um enfarte há mais de 6 meses sem complicações residuais.
- O doente adulto com uma PA entre 160 e 199 mm Hg e/ou 95 e 114 mm Hg.
- O doente com epilepsia menos bem controlada (várias crises ou mais por ano).

- O doente asmático menos bem controlado induzido pelo stress ou pelo exercício e/ou com antecedentes de hospitalização por estado asmático.
- O doente com angina de peito
- O doente com Insuficiência Cardíaca com ortopneia (mais de duas almofadas) e/ou edema do tornozelo.
- O doente com Doença Pulmonar Obstrutiva Crónica (enfisema ou bronquite crónica).
- Doentes que são funcionalmente anéfricos (doentes em diálise renal).
- IMC igual ou superior a 40,0

ASA 4

Os doentes ASA 4 têm "uma doença incapacitante que constitui uma ameaça constante à vida". Os doentes ASA 4 apresentam sinais e sintomas dos seus problemas médicos em repouso. Sentados na sala de receção do consultório dentário ou médico, estes doentes apresentam fadiga excessiva, falta de ar ou dores no peito. Os pacientes desta categoria têm um problema médico mais importante do que o tratamento dentário planeado.

Os cuidados electivos devem ser adiados até que a condição médica do doente tenha melhorado para, pelo menos, um ASA 3. O doente ASA 4 representa um risco significativo durante o tratamento. A gestão de emergências dentárias, tais como infeção e dor no doente ASA 4, deve ser tratada da forma mais conservadora possível até que a condição física do doente melhore. Sempre que possível, os cuidados de emergência devem ser não invasivos, consistindo na prescrição de medicamentos como analgésicos para a dor e antibióticos para a infeção. Se for necessária sedação, é preferível a sedação por inalação com N2O-O2. Nas situações em que se acredita que é necessária uma intervenção imediata. Recomenda-se que, sempre que possível, o paciente ASA 4 receba esses cuidados dentro dos limites de uma instalação de cuidados agudos (por exemplo, hospital). Embora o risco para o doente continue a ser significativo, a probabilidade de sobrevivência em caso de emergência médica aguda é provavelmente maior. O doente ASA 4 representa um semáforo vermelho (pare; não prossiga) para tratamento.[15] Exemplos de doentes ASA 4 são:

- O doente com angina de peito instável (angina pré-infarto).
- O doente que teve um enfarte há menos de 6 meses.
- O paciente adulto que tem uma PA de 200 mm Hg e/ou 115 mm Hg ou superior.
- O doente com disritmias não controladas (requer consulta médica antes do início do tratamento).
- O doente com IC grave ou DPOC que está confinado a uma cadeira de rodas e/ou necessita de terapia de O2 suplementar.
- O doente com epilepsia não controlada.
- O doente com IDDM não controlada.
- O doente com um IMC igual ou superior a 40,0.

ASA 5

O doente ASA 5 é "um doente moribundo que não se espera que sobreviva 24 horas com ou sem operação". O doente ASA 5 é quase sempre um doente hospitalizado com uma doença em fase terminal. O doente ASA 5 não é um candidato a cuidados dentários electivos. No entanto, o tratamento dentário é frequentemente necessário para a gestão de quaisquer problemas intra-orais e dentários que surjam. A condição física do doente ASA 5 é, na melhor das hipóteses, frágil. A utilização de anestésicos locais e outros depressores do SNC deve ser efectuada com o maior cuidado possível. Os doentes ASA 5 devem ser monitorizados durante todo o procedimento. O doente ASA 5 representa um semáforo vermelho (parar; não prosseguir) para o tratamento eletivo.[15] Exemplos de doentes ASA 5 são:

- O doente com cancro em fase terminal.
- O doente com doença cardíaca e/ou pulmonar em fase terminal.
- O doente com doença hepática em fase terminal.
- O doente com doença infecciosa em fase terminal.

Protocolos de redução do stress[15]

A maioria dos pacientes será classificada como ASA 1 ou ASA 2 (85% na maioria dos consultórios dentários privados), com um número ainda menor de pacientes classificados como ASA 3 (cerca de 14%) e ASA 4.

Paciente normal, saudável, mas ansioso (ASA 1 ou 2)

- Reconhecimento da ansiedade
- Pré-medicação com depressores do SNC (ansiolíticos, hipnóticos) na noite anterior à consulta, se necessário.
- Pré-medicação com depressores do sistema nervoso central (ansiolíticos, hipnóticos) imediatamente (por exemplo, 1 hora) antes da consulta, se necessário.

- Consulta marcada para a manhã.
- Minimização do tempo de espera no consultório.
- Psicossedimentação durante o tratamento, se necessário.
- Controlo adequado da dor durante o tratamento.
- Variável de duração da nomeação.
- Controlo da dor e da ansiedade no pós-operatório.

Doente com risco médico (ASA 3 e 4)

- Reconhecimento do risco médico
- Consulta médica antes do tratamento, se necessário
- Consulta marcada para a manhã
- Monitorização e registo dos sinais vitais pré-operatórios e pós-operatórios
- Psicosedação durante o tratamento, se necessário
- Controlo adequado da dor durante o tratamento
- A duração da consulta é variável, mas não deve ultrapassar os limites de tolerância do doente
- Controlo da dor e da ansiedade no pós-operatório

Reconhecimento do risco médico e da ansiedade

O reconhecimento destes factores representa o ponto de partida para a gestão do stress no doente dentário ou cirúrgico. A observação visual do doente e a comunicação verbal podem fornecer ao dentista pistas sobre a presença de ansiedade.[15]

Consulta médica

A consulta médica deve ser considerada nas situações em que o dentista não tem a certeza do grau de risco representado pelo doente. A consulta médica não é necessária nem recomendada para todos os doentes clinicamente comprometidos. A responsabilidade final pelos cuidados e segurança do doente cabe exclusivamente à pessoa que trata o doente.[15]

Pré-medicação

A ansiedade interfere com o sono do doente. É desejável um sono reparador na noite anterior a uma consulta matinal programada. A administração de um sedativo oral é um método para atingir este objetivo. Pode ser prescrito um fármaco hipnótico ansiolítico ou sedativo, como o diazepam, triazolam, flurazepam, zaleplon ou zolpidem, para administração 1 hora antes de dormir.

A administração de um fármaco ansiolítico ou sedativo-hipnótico cerca de 1 hora antes da consulta agendada diminuirá o nível de ansiedade do doente de tal forma que a ideia de um tratamento dentário ou cirúrgico deixará de ser assustadora. Os fármacos orais devem ser administrados cerca de 1 hora antes do início do tratamento programado para permitir o desenvolvimento de um nível sanguíneo terapêutico do agente. Embora seja altamente recomendável que os sedativos orais sejam administrados ao paciente no consultório dentário, os medicamentos orais podem ser tomados pelo paciente em casa.[15]

Marcação de consultas

Se o tratamento for agendado para a tarde, o doente apreensivo tem de se debater durante muitas horas com o espetro ameaçador da consulta dentária ou cirúrgica, que lança uma nuvem sobre tudo o que o doente faz antes da mesma, dando-lhe mais tempo para pensar e para se preocupar. O doente fica mais ansioso, aumentando assim a probabilidade de reacções psicogénicas adversas. Uma consulta matinal permite a este doente "despachar" o assunto e continuar com as suas actividades habituais sem ser perturbado pela ansiedade. Uma consulta antecipada proporciona ao dentista e ao doente um grau de flexibilidade na gestão do doente.[15]

Minimização do tempo de espera

Uma vez no consultório dentário ou médico, o doente com medo não deve ser obrigado a permanecer na área da receção ou na cadeira do dentista durante longos períodos antes do início do tratamento. É bem sabido que a antecipação de um procedimento pode induzir mais medo do que o próprio procedimento. Estar sentado e à espera permite ao doente cheirar odores dentários, ouvir sons dentários e fantasiar sobre as "coisas horríveis" que vão acontecer. Casos de morbidade grave e morte ocorreram na sala de receção de consultórios odontológicos antes do início do tratamento[54,55,56].

Controlo da dor e da ansiedade no pós-operatório[15]

O dentista deve considerar cuidadosamente quaisquer possíveis complicações que possam surgir durante as 24 horas imediatamente a seguir ao tratamento. Discutir essas complicações com o doente e, em seguida, tomar medidas para o ajudar a geri-las. Estas medidas incluem qualquer uma ou todas as seguintes, quando indicado:

- Disponibilidade do dentista por telefone 24 horas por dia.
- Controlo da dor: prescrição de analgésicos conforme necessário.
- Antibióticos: prescrição de antibióticos se existir a possibilidade de infeção.

- Agentes ansiolíticos se, na opinião do dentista, o doente precisar deles.
- Medicamentos relaxantes musculares após uma terapia prolongada ou múltiplas injecções numa área. (por exemplo, bloqueio do nervo alveolar inferior)

A disponibilidade do dentista por telefone 24 horas por dia tornou-se um padrão de cuidados nas profissões de saúde. Com serviços de atendimento e telemóveis universalmente disponíveis, os pacientes devem poder contactar o seu dentista sempre que necessário.

Avaliações minuciosas, incluindo a história clínica, o exame físico e a avaliação das vias respiratórias, permitem a identificação de riscos e a seleção de técnicas de sedação adequadas. Uma avaliação física adequada reduz a probabilidade de complicações, assegurando um tratamento eficaz e a segurança do doente, o que é particularmente importante em Odontopediatria.

SEDAÇÃO ORAL E SUAS TENDÊNCIAS RECENTES

A via oral é a via mais antiga de administração de medicamentos e continua a ser a mais utilizada. É também o método mais conveniente e mais económico de administração de medicamentos. A via oral pode ser utilizada de forma bastante eficaz em Odontopediatria para a redução do stress antes ou durante o tratamento dentário e como meio de gerir a dor pré e pós-operatória. Embora outras vias de administração de fármacos possam ser mais fiáveis e mais eficazes na produção de um efeito clínico desejado, a via oral continua a manter um lugar de destaque no arsenal da medicina dentária contra a dor e a ansiedade.[15] **Indicações**[15]

- Controlo da ansiedade: A sedação oral é eficaz para controlar a ansiedade das crianças que têm medo dos procedimentos dentários. Ajuda a criar um ambiente mais descontraído, tornando mais fácil para o dentista efetuar os tratamentos necessários.
- Pacientes cooperantes mas nervosos: Para as crianças que podem cooperar mas que podem estar demasiado ansiosas, a sedação oral pode aumentar a sua capacidade de tolerar procedimentos mais longos. Isto assegura que o dentista pode trabalhar eficientemente sem interrupções devido à ansiedade.
- Tratamento de múltiplos procedimentos: Quando são necessários vários tratamentos dentários numa só consulta, a sedação oral pode facilitar a realização desses procedimentos numa única consulta. Isto minimiza a necessidade de visitas repetidas e reduz o stress geral para a criança.
- Crianças com necessidades especiais: A sedação oral é frequentemente indicada para crianças com necessidades especiais que podem não

compreender ou lidar com o tratamento dentário. Permite uma gestão segura e eficaz que se adapta às suas necessidades específicas.

Contra-indicações[15]

- Alergia: Se uma criança tiver uma alergia conhecida a qualquer medicamento sedativo, é essencial evitar a sua utilização. As reacções alérgicas podem variar de ligeiras a graves, incluindo a anafilaxia, que representa riscos significativos para a saúde.
- Compromisso respiratório: As crianças com problemas respiratórios existentes, como asma ou doença pulmonar obstrutiva crónica, não devem ser sedadas por via oral. Os sedativos podem deprimir ainda mais a função respiratória, levando a complicações como a hipoxia.
- Doença cardíaca ou hepática grave: A sedação oral está contra-indicada em crianças com problemas cardíacos ou hepáticos graves. Estes problemas médicos podem dificultar o metabolismo e a eliminação dos sedativos, aumentando o risco de sedação prolongada ou de reacções adversas.
- Restrições de idade e peso: As crianças muito pequenas ou as que se encontram abaixo de um determinado limite de peso podem ter reacções imprevisíveis aos sedativos. Podem metabolizar os medicamentos de forma diferente, levando a um risco acrescido de complicações relacionadas com a sedação.
- Utilização simultânea de determinados medicamentos: As crianças que tomam medicamentos que podem interagir negativamente com agentes sedativos não devem receber sedação oral. Essas interações

medicamentosas podem potenciar os efeitos sedativos, podendo provocar uma sobredosagem ou problemas respiratórios.

Vantagens[15]

- Aceitação quase universal: A via oral é bem aceite pelas crianças, uma vez que estão familiarizadas com a toma de medicamentos por via oral. Esta aceitabilidade ajuda a reduzir a ansiedade associada aos procedimentos médicos.
- Facilidade de administração: A administração de sedativos orais é simples e requer apenas uma forma líquida ou em comprimidos. Esta simplicidade permite um tratamento eficiente e melhora a experiência tanto para a criança como para o prestador de cuidados.
- Baixo custo: Os sedativos orais são normalmente menos dispendiosos do que os métodos intravenosos ou inalatórios. Esta relação custo-eficácia torna a sedação oral mais acessível para muitas famílias, aumentando a adesão aos tratamentos dentários.
- Diminuição da incidência de reacções adversas: A via oral tem uma menor incidência de reacções adversas em comparação com a sedação intravenosa. Isto deve-se em parte à absorção e metabolismo mais lentos, que podem minimizar os efeitos secundários súbitos.
- Diminuição da gravidade das reacções adversas: Quando ocorrem reacções adversas com a sedação oral, estas tendem a ser menos graves. Esta gravidade reduzida contribui para uma experiência mais segura para os doentes pediátricos e atenua a ansiedade dos pais.

- Sem agulhas, seringas ou equipamento: A ausência de agulhas elimina a possibilidade de ansiedade relacionada com agulhas nas crianças. Isto aumenta significativamente o conforto durante a visita ao dentista, tornando o procedimento menos intimidante.

Desvantagens[15]

- Dependência da adesão do doente: A eficácia da sedação oral depende em grande medida da capacidade da criança para tomar a medicação conforme prescrito. Se a criança se recusar a tomar o sedativo ou não ingerir a dose correta, o efeito sedativo desejado pode não ser alcançado.
- Período latente prolongado: A sedação oral tem frequentemente um período de início mais longo em comparação com outras vias, como a sedação intravenosa. Este efeito retardado pode ser problemático em situações urgentes em que é necessária uma sedação imediata para o procedimento.
- Incapacidade de titulação: Com a sedação oral, é difícil ajustar a dose depois de esta ter sido administrada. Ao contrário dos métodos intravenosos, em que as doses podem ser ajustadas em tempo real, a sedação oral não tem essa flexibilidade.
- Incapacidade de aliviar ou aprofundar rapidamente o nível de sedação: Uma vez ingerido o sedativo oral, não é possível modificar o nível de sedação.
- Duração de ação prolongada: Os sedativos orais têm frequentemente uma duração de ação mais longa, o que pode resultar numa sedação prolongada para além do que é necessário para o procedimento.
- Absorção errática e incompleta: A maioria dos medicamentos orais é

absorvida de forma errática e incompleta a partir do trato gastrointestinal, o que dificulta a obtenção de resultados clínicos consistentes. São vários os factores que influenciam a absorção dos medicamentos a partir do trato gastrointestinal

- Solubilidade lipídica
- pH dos tecidos gástricos
- Área de superfície da mucosa
- Tempo de esvaziamento gástrico
- Forma de dosagem do medicamento
- Inativação de medicamentos
- Presença de alimentos no estômago
- Biodisponibilidade do medicamento
- Efeito de "primeira passagem" hepática

Biodisponibilidade[15]

Dois comprimidos da mesma dosagem de fabricantes diferentes são quimicamente equivalentes se tiverem o mesmo ingrediente ativo. São biologicamente equivalentes se os seus níveis sanguíneos forem semelhantes e terapeuticamente equivalentes se tiverem o mesmo efeito terapêutico. No entanto, os medicamentos quimicamente equivalentes podem não ser biológica ou terapeuticamente equivalentes, devido às diferenças de biodisponibilidade, especialmente no caso das preparações orais.

As variações na absorção podem resultar de factores como o tamanho das partículas, a forma dos cristais e as taxas de desintegração e dissolução. O início lento dos fármacos orais (período latente de 30 minutos e pico de nível sanguíneo de 60 minutos) dificulta a titulação, que é crucial para individualizar as dosagens e evitar a subdosagem ou a sobredosagem.

A sedação oral não tem a capacidade de aliviar ou aprofundar rapidamente os níveis de sedação. Embora possa ser considerada uma segunda dose, esta exigiria os mesmos tempos de início de ação, tornando-a impraticável. Além disso, a duração da ação (aproximadamente 3 a 4 horas) excede muitas vezes a duração de uma consulta dentária típica, o que leva a uma sedação prolongada sem opções de reversão eficazes, o que coloca desafios em ambientes ambulatórios.

Fundamentação da utilização[15]

Embora a via oral ofereça vantagens, também apresenta desvantagens significativas, nomeadamente a falta de controlo sobre a ação clínica do medicamento. Isto é especialmente crítico quando se administram depressores do SNC para gerir a ansiedade em doentes dentários, uma vez que devem ser considerados os riscos de sobre-sedação, depressão respiratória e perda de consciência.

Apesar destas preocupações, existe uma necessidade de medicamentos orais para reduzir a ansiedade antes dos procedimentos dentários. Recomenda-se que apenas a sedação mínima a moderada seja efectuada por esta via, uma vez que a sedação mínima pode ajudar com a ansiedade antes da consulta, mas pode não resolver os medos que surgem durante o tratamento.

Embora seja possível obter uma sedação moderada a profunda, os médicos devem estar cientes do potencial de reacções adversas e da variabilidade individual da resposta ao medicamento. Os riscos de sobredosagem e de perturbação da consciência aumentam com uma maior depressão do SNC, o que torna a sedação profunda inadequada para quem não tem formação no controlo das vias aéreas.

Os dentistas que prescrevem sedativos orais devem possuir um conhecimento abrangente dos efeitos do medicamento, das contra-indicações e da gestão de possíveis reacções adversas. Se for necessária uma sedação profunda, devem ser considerados métodos mais controláveis, como a inalação ou a sedação intravenosa.

Medicamentos utilizados na sedação oral[57]

- Midazolam

O midazolam é uma benzodiazepina hidrossolúvel utilizada para anestesia e sedação de procedimentos. Está disponível sob a forma de uma solução límpida e incolor de cloridrato de midazolam com uma concentração de 2-5 mg/ml. Quando administrado por via oral como xarope pré-misturado ou depois de diluído com uma bebida de pH equilibrado agradável (como o sumo de maçã), o midazolam é rapidamente absorvido. Tem uma biodisponibilidade oral de 35% a 44%. O midazolam tem uma curta duração de ação devido à sua elevada lipofilicidade, elevada depuração metabólica e rápida taxa de excreção. Os principais efeitos do midazolam incluem hipnose, sonolência, ansiolíticos, amnésia anterógrada, propriedades anticonvulsivantes e relaxamento muscular.

Início: 15-20 min. Tempo de ação: 30-45 min. Meia-vida: 1,5-2,5 horas.

Dosagem:

- Oral: 0,25 a 1,0 mg/kg até uma dose única máxima de 20 mg Fornecido como:

- Comprimidos: 0,3-0,6 mg/kg
- Xarope: 2 mg/ml

Efeitos secundários: Depressão respiratória com doses mais elevadas, reação paradoxal e, em caso de administração rápida, apneia, hipotensão, etc. Podem ser utilizados fármacos como a fisostigmina, o glicopirrónio e o flumazenil para reverter os efeitos clínicos da medicação.[58]

- **Cetamina**[57,59,60]

A cetamina é um anestésico dissociativo N-metil D-aspartato (NMDA) que induz um estado semelhante à catalepsia, proporcionando sonolência, alívio da dor e amnésia. Os principais efeitos da cetamina são as suas propriedades amnésicas e analgésicas. O seu sistema cardiovascular relativamente estável e os seus efeitos mínimos na mecânica respiratória. Apresenta-se sob a forma de um pó branco cristalino que deve ser diluído em água antes da utilização para produzir uma solução incolor contendo 10, 50, 100 mg/ml de cloridrato de cetamina racémica. A sua biodisponibilidade oral é de 20%.

Início: 20 min. Tempo de ação: 20-120 min. Meia-vida: 11 min.

Dosagem:

- PO: 3 mg-6 mg/kg.

Efeitos secundários: Como efeitos secundários indesejáveis, pode causar um estado dissociativo que dificulta a comunicação com o doente, aumento da salivação, fenómenos emergentes desagradáveis (como pesadelos) e vómitos. Não existe nenhum agente de reversão disponível para a cetamina. O carvão ativado é administrado numa dose de 1 g/kg para tratar a toxicidade da cetamina.

- **Hidrato de cloral**[57,61]

O hidrato de cloral é um diol geminal com fracas propriedades analgésicas e psico-sedativas. Pensa-se que o metabolito ativo tricloroetanol é a principal causa dos efeitos depressores do SNC do hidrato de cloral. É metabolizado pelo fígado e pelos eritrócitos, formando o tricloroetanol, um metabolito ativo, que é excretado na urina. É utilizado em pequenas doses para sedação ligeira e em doses intermédias para o sono natural.

Início: 30 min. Tempo de ação: 60 min. Meia-vida: 8-12 horas em crianças, mas pode ser prolongada até 24-36 horas em recém-nascidos e bebés.

Dosagem:

- PO: 25-50 mg/kg até um máximo de 1 g.

Fornecido como:

- Cápsulas (250, 500 mg)
- Xarope (250 e 500 mg/5 mL)
- Supositórios (325, 500 e 650 mg)

Efeitos secundários: Pode causar diminuição da pressão arterial e da frequência respiratória, irritação gástrica, náuseas, vómitos, depressão do miocárdio e arritmia. É contraindicado em doenças cardíacas, problemas renais e insuficiência hepática. Não existe um antídoto específico para o hidrato de cloral, mas foi registado um caso de reversão com flumazenil.

- Diazepam[62,63]

O diazepam é um medicamento da família das benzodiazepinas que actua como ansiolítico. Disponível há mais de 42 anos e ainda amplamente utilizado, é frequentemente referido como o "avô" da medicação. Tem uma biodisponibilidade oral de 100%. Devido à sua elevada lipofilicidade, tem um início de ação rápido (frequentemente dentro de 20-40 minutos). Actua como ansiolítico, sedativo, anticonvulsivo e relaxante muscular. Pensa-se que o seu modo de ação resulta de uma facilitação da ação do ácido gama-amino-butírico (GABA), um neurotransmissor inibitório no sistema nervoso central. O diazepam sofre metabolismo hepático por redução oxidativa.

Início: 20-40 min. Tempo de ação: 1-2 horas. Meia-vida: 20-80 horas.

Dosagem:

- PO: 0,2-0,5 mg/kg até uma dose única máxima de 10 mg.

Fornecido como:

- Comprimidos (2, 5, 10 mg)
- Solução (1 mg/1 ml)

Efeitos secundários: amnésia anterógrada, tolerância, dependência, síndroma de abstinência, etc. O antídoto para uma sobredosagem de diazepam é o flumazenil (Anexate).

- **Difenidramina (Benadryl)**[64,65]

A difenidramina é um anti-histamínico da classe das etanolaminas. É um sedativo ligeiro que visa os receptores H-1 e é frequentemente prescrito para esse efeito. A FDA autorizou-a inicialmente como medicamento sujeito a receita médica em 1946, mas posteriormente alterou o seu estatuto para medicamento não sujeito a receita médica, de venda livre (OTC). A difenidramina actua como um agonista inverso do recetor H1, invertendo assim os efeitos da histamina nos capilares e reduzindo os sintomas das reacções alérgicas. Devido à sua capacidade de induzir a sonolência, é também promovida como hipnótico de venda livre (Sominex).

Início: 15-30 min. Tempo de ação: 2-4 horas. Meia-vida: 3,4-9,2 horas.

Dosagem:

- PO: 1,0-1,5 mg/kg
- Dose única máxima: 50 mg

Efeitos secundários: Pode causar excitação paradoxal, hipotensão, taquicardia e retenção urinária. O carvão ativado é administrado seguido de fisostigmina como agente de reversão.

- **Hidroxizina**[66,67]

A hidroxizina é um antagonista dos receptores H1 da histamina de primeira geração, das classes do defenilmetano e da piperazina, que apresenta propriedades sedativas, ansiolíticas e antieméticas. É o único anti-histamínico que foi autorizado para uso em sedação dentária pediátrica. Não foram observados efeitos cardiovasculares ou respiratórios. O seu modo de ação é o de um agonista inverso potente e seletivo do recetor H1 da histamina.

Início: 15-30 min. Tempo de funcionamento: 4-6 horas. Meia-vida: 7,1 horas.

Dosagem:

- PO: 0,6-1,5 mg/kg ou 25 mg administrados em bolus.

Fornecido como:

- Cápsulas: Atarax, Vistaril (10, 25 e 50 mg)

- Xarope (2 mg/ml)

Efeitos secundários: dor, desconforto ou aperto no peito, dificuldade em engolir, aumento do ritmo cardíaco, inchaço das pálpebras ou à volta dos olhos, face, lábios ou língua.

- **Prometazina (Phenergan)**[67,68,69,70,71]

Trata-se de um anti-histamínico de primeira geração. A fenotiazina tem propriedades anticolinérgicas, sedativas, antieméticas e algumas propriedades anestésicas locais. Actua principalmente como um forte antagonista do recetor H1. Actua como antagonista da histamina H1, dos receptores pós-sinápticos da dopamina mesolímbica, alfa-adrenérgicos, muscarínicos e NMDA. Utilizada pela primeira vez em medicina dentária como um cocktail com Demerol para servir de antiemético para controlar as náuseas e os vómitos.

Início: 20 min. Tempo de ação: 1-2 horas. Meia-vida: 9-16 horas

Dosagem:

- PO: 0,5-1,1 mg/kg
- Dose única máxima recomendada: 25 mg

Efeitos secundários: Pode causar sonolência, tonturas, ansiedade, visão turva, boca seca e nariz entupido.

- **Meperidina**[72]

A meperidina pertence à mesma classe que a fenilpiperidina, sendo um opióide sintético sob a forma de sal de cloridrato. É utilizada para aliviar dores que variam de moderadas a graves. Pode ser administrada por via intramuscular, subcutânea e intravenosa sob a forma de xarope ou de comprimidos. É o opióide mais utilizado em medicina dentária, com fortes propriedades analgésicas. Proporciona um estado semelhante ao da euforia.

Início: 30-44 min. Tempo de ação: 30-45 min. Meia-vida: 2-3 horas

Dosagem:

- PO: 1,0-2,2 mg/kg
- Dose única máxima recomendada: Não exceder 100 mg quando administrado isoladamente ou 50 mg quando em combinação com outros depressores do SNC.

Fornecido como:

- comprimidos: 50-100 mg
- xarope: 50 mg/5 ml

Efeitos secundários: Pode causar um impacto hiperémico que frequentemente provoca uma pápula e prurido em todo o rosto quando administrado por via submucosa. Potencial interação entre anestésicos locais. Utilizado com extrema precaução em doentes com doença hepática ou renal e história de convulsões.

Tendências recentes

1. Avanços nos agentes sedativos

- Melatonina[73,74]

A glândula pineal produz melatonina, também conhecida como 5-metoxi-N-acetiltriptamina, que é a principal responsável pelo controlo do ritmo circadiano natural do organismo. Esta hormona tem actividades antioxidantes e imunomoduladoras. Tem várias funções, incluindo acções hipnóticas, ansiolíticas, sedativas e anti-inflamatórias.

Início: 30-60 min. Tempo de funcionamento: 4-6 horas. Meia-vida: 1 hora

Dosagem:

- Pré-escolar (3 a 5 anos): 1-2 mg
- Escolar (6 a 12 anos): 2-3 mg
- Adolescentes (13 a 18 anos): 5 mg Fornecido como:
- Comprimidos: 10 mg
- Tiras para dissolução oral: 5mg
- Spray: Vitonnix (2mg/0,2ml)

Efeitos secundários: Pode causar agitação, tonturas, sonolência, fadiga, aumento do chichi na cama e alterações de humor. Não existe um agente de reversão específico para a melatonina, uma vez que se trata de uma hormona natural com uma semi-vida relativamente curta e um perfil de efeitos ligeiro.

- Clonidina[75]

A clonidina, um agonista α2-adrenérgico, é utilizada principalmente como agente anti-hipertensivo, mas encontrou o seu lugar na sedação pediátrica devido às suas propriedades sedativas, ansiolíticas e analgésicas. Quando administrada por via oral, a clonidina ajuda a controlar a ansiedade e a reduzir a necessidade de outros sedativos em procedimentos dentários pediátricos. Funciona através da inibição da libertação de norepinefrina, produzindo assim um efeito calmante sem deprimir significativamente o sistema respiratório, o que a torna uma alternativa mais segura a outros depressores do sistema nervoso central. Devido aos seus efeitos sedativos e analgésicos, a clonidina é por vezes utilizada em combinação com outros sedativos, como o midazolam, para aumentar a profundidade da sedação.

Início: 30-60 min. Tempo de ação: 6-10 horas. Meia-vida: 6-12 horas

Dosagem:

- PO: 4 gg/kg
- Dose única máxima: 0,2 mg

Fornecido como:

- Comprimido: Arkamin (100 µg)

Efeitos secundários: Pode causar hipotensão, bradicardia e boca seca, pelo que a monitorização é essencial. A ioimbina ou a naloxona podem ser utilizadas como agentes de reversão.

- Dexmedetomidina[75]

A dexmedetomidina é outro agonista α2-adrenérgico semelhante à clonidina, mas mais potente e específico na sua ação. Está a ganhar popularidade na sedação pediátrica devido à sua capacidade de proporcionar sedação, ansiólise e analgesia sem causar depressão respiratória significativa, tornando-a mais segura para os doentes jovens. Os seus efeitos sedativos são considerados mais profundos e duradouros. Tem sido considerado particularmente útil em situações em que é necessário um estado calmo e sedado sem sedação pesada ou entubação.

Início: 30-60 min. Tempo de ação: 1-2 horas. Meia-vida: 2-3 horas

Dosagem:

- PO: 2-4 pg/kg
- Dose única máxima: 20 µg

Fornecido como:

- Solução: 200 μg /50 mL (4 μg/mL)

Efeitos secundários: Pode causar bradicardia, hipotensão, depressão respiratória, náuseas, vómitos, boca seca e, ocasionalmente, agitação paradoxal. O agente de reversão da dexmedetomidina é o atipamezole.

2. Terapias de combinação

- IN Dexmedetomidina com Midazolam PO: Como pré-medicação para proporcionar sedação profunda e ansiólise a doentes submetidos a reabilitação oral completa[76].
- PO midazolam com sedação por inalação de óxido nitroso: Proporciona mais conforto aos pacientes pediátricos dentários e aos operadores durante as fases críticas do tratamento dentário.[77]

A odontopediatria está a utilizar cada vez mais a sedação oral. A utilização da sedação oral com precaução, o conhecimento dos perigos e das vantagens, a capacidade de reconhecer os doentes ansiosos e de os tratar eficazmente de acordo com as suas necessidades podem promover uma atitude positiva em relação aos cuidados dentários. A avaliação adequada, a administração da medicação, a monitorização e a alta de cada paciente devem ser feitas corretamente.

SEDAÇÃO RECTAL E SUAS TENDÊNCIAS RECENTES

A sedação rectal surgiu como uma técnica valiosa em Odontopediatria, abordando os desafios únicos associados à gestão da ansiedade dentária e dos problemas comportamentais em pacientes jovens. Este método oferece uma via alternativa para a administração de medicamentos, proporcionando uma sedação eficaz quando as vias oral ou intravenosa não são viáveis ou aceitáveis. A via rectal é particularmente vantajosa devido à sua capacidade de contornar o metabolismo de primeira passagem, conduzindo a uma farmacocinética mais previsível e a uma melhor absorção do fármaco.[78]

A sedação rectal utiliza esta abordagem transmucosa. A administração rectal requer seringas e um aplicador rectal. Em alguns países, a administração rectal não é comum devido a uma atitude cultural.[79]

Indicações

- Ansiedade ou Fobia Grave: Crianças que exibem um medo ou ansiedade extremos em relação aos procedimentos dentários que não podem ser geridos através de métodos não farmacológicos.[78,80]
- Crianças com necessidades especiais: Pacientes com deficiências físicas ou de desenvolvimento que dificultam a cooperação durante os procedimentos dentários. [78]
- Procedimentos dentários extensos: Tratamentos longos ou complexos que exigem que a criança permaneça imóvel durante um longo período de tempo [78,80].

- Comportamento não cooperativo: Quando outros métodos não farmacológicos falharam na gestão do comportamento da criança.[80]
- Tentativas anteriores falhadas: Quando os tratamentos dentários anteriores não foram bem sucedidos devido à incapacidade da criança para se manter calma e cooperante.[78,80]
- Preliminarmente à indução da anestesia geral.[81]

Contra-indicações

- Alergias a agentes sedativos: História de hipersensibilidade ou reacções alérgicas aos fármacos destinados à sedação.[78,80]
- Condições sistémicas graves: Presença de distúrbios cardiovasculares, respiratórios ou neurológicos significativos que aumentam o risco de complicações da sedação.[78,80]
- Infeção ou inflamação: Infecções activas ou inflamação no local do reto, que podem interferir com a absorção do medicamento e aumentar o risco de complicações.[78]
- Apneia obstrutiva do sono: Pacientes com apneia obstrutiva do sono, devido ao risco aumentado de complicações respiratórias durante a sedação.[78,80]
- Recusa dos pais: Falta de consentimento ou preferência contra o uso de sedação rectal por parte dos pais ou tutores da criança.[78,80]

Advantages[78,80,82,83]

- Administração não invasiva: Evita a necessidade de agulhas, tornando-a mais confortável para crianças com fobia de agulhas. Isto reduz a ansiedade e cria uma experiência menos traumática para os doentes pediátricos.

- Rápida absorção e início de ação: Os fármacos são absorvidos rapidamente, conduzindo a uma sedação mais rápida e a menos efeitos secundários. Isto permite uma ação clínica mais rápida, facilitando procedimentos dentários eficientes.
- Dosagem controlada: Proporciona uma absorção mais previsível e níveis plasmáticos consistentes em comparação com a sedação oral. Permite uma gestão mais fiável da profundidade e duração da sedação.
- Redução dos problemas gastrointestinais: Contorna o sistema digestivo, minimizando o risco de náuseas e vómitos. Isto é especialmente útil em doentes com sensibilidades ou condições gastrointestinais.
- Adequado para várias condições: Ideal para crianças com ansiedade grave, atrasos de desenvolvimento ou deficiências físicas que não toleram outros métodos de sedação. Oferece uma opção flexível para crianças com necessidades específicas.
- Baixo custo: Opção económica para sedação em Odontopediatria.

Desvantagens[78,80]

- Potencial de desconforto: Algumas crianças e pais podem considerá-lo desconfortável ou embaraçoso, o que pode afetar a adesão ao tratamento. Este desconforto pode aumentar a resistência durante a administração, complicando o procedimento.
- Absorção variável: Factores como fezes ou inflamação rectal podem levar a efeitos de sedação inconsistentes. Esta variabilidade pode dificultar a previsão do início e da duração da sedação.

- Potencial para reacções adversas: Risco de irritação local ou lesão da mucosa rectal. Estas complicações podem causar desconforto adicional ou tempos de recuperação prolongados.
- Disponibilidade limitada de medicamentos: Há menos agentes sedativos formulados para administração rectal. Este facto restringe a gama de medicamentos que podem ser utilizados, limitando a flexibilidade dos protocolos de sedação.
- Impacto psicológico: A natureza invasiva pode causar angústia em crianças ansiosas. Isto pode criar stress adicional tanto para a criança como para os pais, afectando a sua experiência.

Método[84]

Os fármacos são administrados 3-4 cm proximais ao esfíncter anal por meio de um cateter de plástico de calibre 16 montado numa seringa hipodérmica descartável. O cateter foi lubrificado com geleia de lidocaína a 2% para facilitar a introdução. As nádegas foram mantidas juntas durante cerca de 2 minutos após a administração.

Medicamentos utilizados na sedação rectal

1. Methohexital[85,86]

O metoxital, também conhecido como metoxital sódico ou Brevital, é um derivado do barbitúrico com propriedades sedativas-hipnóticas, habitualmente utilizado na indução anestésica em doentes pediátricos e adultos. Actua aumentando a atividade do neurotransmissor ácido gama-aminobutírico (GABA) no cérebro, levando à depressão e sedação do sistema nervoso central. O metoxital tem uma duração de efeito relativamente curta, permitindo uma recuperação rápida após o procedimento. Está contraindicado em doentes com porfiria, doenças cardiovasculares graves ou doenças respiratórias graves.

Início: em 10-15 minutos. Tempo de ação: 2-4 horas. Meia-vida: 3,2-3,9 horas.

Dosagem:

- PR: 25 mg/kg
- Dose única máxima recomendada: 500 mg

Fornecido como:

- Brevital (500 mg e 2,5 g por frasco para injectáveis)

Efeitos secundários: O metoxital pode causar depressão respiratória, instabilidade cardiovascular e, em casos raros, reacções alérgicas, pelo que não deve ser utilizado em doentes com hipersensibilidade conhecida aos barbitúricos. O flumazenil pode ser utilizado como agente de reversão.

2. Midazolam[87,88,89]

O midazolam é uma benzodiazepina de curta duração de ação com propriedades sedativas, amnésticas, anestésicas e analgésicas bem estabelecidas, o que o torna um medicamento valioso para vários procedimentos médicos, incluindo a pré-medicação em crianças. O midazolam rectal pode proporcionar uma sedação eficaz num curto período de tempo, o que o torna uma opção adequada para crianças pré-cooperativas e não colaborantes que necessitam de sedação para procedimentos dentários ou outras intervenções médicas.

Início: Dentro de 10-20 minutos. Tempo de ação: 1-1,5 horas. Meia-vida:

1-2 horas.

Dosagem:

- PR: 0,3-0,5 mg/kg
- Dose única máxima recomendada: 20 mg

Fornecido como:

- Soluções rectais: Seringas ou frascos pré-cheios (2,5 mg/mL ou 5 mg/mL)
- Supositórios rectais (2,5 mg, 5 mg, 10 mg)

Efeitos secundários: Pode causar agitação, inquietação, confusão, alterações emocionais, distúrbios visuais, alucinações, salivação e rigidez muscular. O agente de reversão do midazolam é o flumazenil.

3. Diazepam[90,91,92]

O diazepam é um medicamento benzodiazepínico que pode ser administrado por via rectal para proporcionar efeitos sedativos e ansiolíticos. O diazepam actua nos receptores do ácido gama-aminobutírico (GABA) no cérebro para produzir um efeito sedativo calmante. O diazepam rectal é habitualmente utilizado para a sedação de procedimentos, tais como procedimentos dentários, exames imagiológicos ou outras intervenções médicas menores, particularmente em doentes pediátricos que possam ter dificuldade em tolerar a administração oral ou intravenosa. Em alguns casos, pode também ser utilizado para o tratamento de emergência de convulsões.

Início: Dentro de 5-15 minutos. Tempo de ação: 2-4 horas. Meia-vida: 20-50 horas.

Dosagem:

- PR: 0,1-0,5 mg/kg
- Dose única máxima recomendada: 20 mg Fornecido como:
- Gel/solução rectal com o nome comercial Diastat (2,5, 10 e 20 mg por dose)
- Supositórios rectais (2,5 mg, 5 mg, 10 mg, 20 mg)

Efeitos secundários: O diazepam utilizado por via rectal em Odontopediatria pode causar sonolência, tonturas, ataxia, irritabilidade e problemas gastrointestinais como náuseas. Os efeitos secundários graves incluem depressão respiratória, hipotensão e reacções alérgicas. O agente de reversão do diazepam é o flumazenil.

4. Cetamina[93,94,95]

A cetamina é um derivado da fenciclidina que funciona principalmente como antagonista do recetor N-metil-D-aspartato. Tem sido amplamente reconhecida por suas propriedades anestésicas dissociativas que proporcionam tanto analgesia como amnésia. A cetamina é um anestésico dissociativo que pode induzir um estado de transe, ao mesmo tempo que proporciona alívio da dor e preserva os reflexos das vias respiratórias. É essencial seguir as diretrizes e protocolos estabelecidos para uma administração segura quando se considera a introdução da cetamina para sedação rectal em Odontopediatria. A sua utilização na sedação pediátrica é apoiada pelo seu rápido início de ação, efeitos sedativos fiáveis e depressão respiratória mínima quando utilizada em doses adequadas. Estas caraterísticas tornam a cetamina uma opção atractiva para a administração rectal em Odontopediatria, onde a cooperação do doente e o mínimo de sofrimento são fundamentais.

Início: Dentro de 5-15 minutos. Tempo de ação: 30-60 minutos. Meia-vida: 2-3 horas.

Dosagem:

- PR: 3-6 mg/kg
- Dose única máxima recomendada: 10 mg/kg Fornecido como:
- Soluções injectáveis (10 mg/mL, 50 mg/mL, 100 mg/mL)

Efeitos secundários: Pode causar hipertensão, taquicardia, alucinações, confusão, depressão respiratória, náuseas e vómitos. Os doentes podem apresentar aumento da salivação e, com o uso prolongado, potenciais problemas do trato urinário. Não existe nenhum agente de reversão disponível para a cetamina.

5. Hidrato de cloral[78,96,97]

O hidrato de cloral é um medicamento sedativo-hipnótico que tem sido utilizado há muitos anos em doentes pediátricos para fins de sedação, particularmente em procedimentos dentários e médicos. É normalmente administrado por via oral, mas também pode ser administrado por via rectal em determinadas situações. É um fármaco não opiáceo e não benzodiazepínico que é amplamente utilizado na sedação pediátrica. O hidrato de cloral é utilizado para a sedação de crianças com menos de 6 anos de idade e é considerado uma alternativa considerável para a sedação e analgesia de procedimentos pediátricos (PSA) devido à sua independência da punção venosa. É bem absorvido a partir do reto distal.

Início: Em 15-30 minutos. Tempo de ação: 23-32 minutos. Meia-vida: 8-10 horas. Dosagem:

- PR: 50 mg/kg

- Dose única máxima recomendada: 50 mg/kg Fornecido como:
- Supositórios rectais (250 mg, 500 mg)

Efeitos secundários: O hidrato de cloral pode causar sonolência, tonturas, náuseas, vómitos e dores de cabeça. Pode também causar reacções paradoxais como agitação, confusão ou alucinações, especialmente em doentes pediátricos. Não existe nenhum agente de reversão específico disponível para o hidrato de cloral.

Tendências recentes

- Novo sistema de administração de medicamentos

Os fármacos sedativos são administrados por via rectal através de um tubo especialmente concebido, novo e perfurado (Figura 6). A entrada é de 3-4 cm após a aplicação de gel de lidocaína a 2% como lubrificante e anestésico. As nádegas são pressionadas firmemente durante um minuto após a injeção para evitar a perda do fármaco quando a criança se deita de costas.[98]

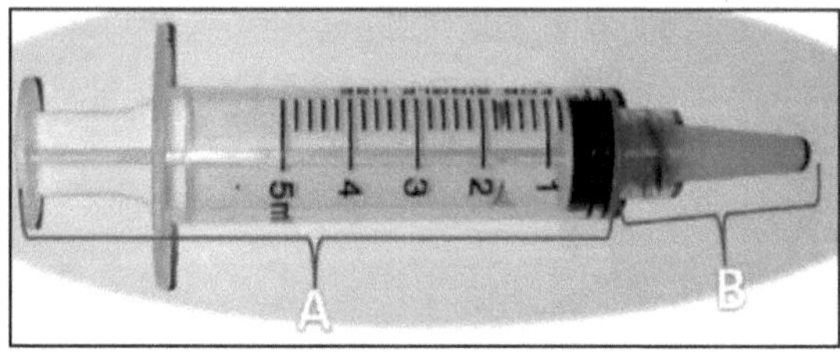

Figura 6: Seringa de injeção (A) com o Novel e o tubo perfurado (B)

A sedação rectal é uma ferramenta valiosa no armamentário da Odontopediatria, melhorando a prestação de cuidados ao mesmo tempo que dá prioridade ao conforto e segurança do paciente. À medida que os profissionais de medicina dentária continuam a aperfeiçoar as suas práticas e a adaptar-se à evolução dos padrões clínicos, a utilização eficaz da sedação rectal continua a ser fundamental para garantir experiências de tratamento positivas e resultados óptimos em termos de saúde oral para os pacientes jovens.

SEDAÇÃO INTRANASAL E SUAS TENDÊNCIAS RECENTES

A sedação intranasal (IN) surgiu como uma técnica valiosa em Odontopediatria, oferecendo uma opção eficaz e minimamente invasiva para gerir a ansiedade e o desconforto em pacientes jovens. Este método envolve a administração de medicamentos sedativos através das passagens nasais, permitindo uma rápida absorção na corrente sanguínea através da mucosa nasal altamente vascularizada. A absorção dos fármacos intranasais utilizados para sedação ocorre diretamente na circulação sistémica, evitando a circulação entero-hepática e contornando assim o metabolismo de primeira passagem. Como resultado, a sedação intranasal pode alcançar rapidamente os efeitos sedativos desejados, o que é particularmente benéfico em pacientes pediátricos dentários. Os ensaios clínicos demonstraram que as taxas de absorção e biodisponibilidade com a sedação intranasal são próximas das da sedação intramuscular, com níveis plasmáticos máximos do agente a ocorrerem aproximadamente 10 minutos após a administração do medicamento.[99,100,101] **Indicações**[99,100,101,102]

- Gestão da ansiedade e do medo: As crianças que sofrem de ansiedade e medo significativos relacionados com os procedimentos dentários podem beneficiar de sedação intranasal. Esta ajuda a acalmar o paciente, tornando o procedimento mais tolerável.
- Comportamento não cooperativo: Crianças que não conseguem cooperar devido à idade, atrasos no desenvolvimento ou problemas comportamentais que dificultam a cooperação durante os procedimentos dentários.

- Necessidade de uma administração minimamente invasiva: Situações em que as vias intravenosa ou intramuscular não são adequadas devido ao medo de agulhas ou à dificuldade em estabelecer um acesso intravenoso.
- Procedimentos curtos: Ideal para procedimentos dentários curtos e não invasivos, tais como exames dentários, tratamentos com flúor e procedimentos de restauração simples.

Contraindications[102,103,104,105]

- Obstrução nasal ou patologia: Condições como congestão nasal grave, pólipos ou anomalias estruturais podem prejudicar a absorção do sedativo e tornar a sedação IN ineficaz.
- Alergia a medicamentos sedativos: As crianças com hipersensibilidade ou alergia conhecida aos medicamentos utilizados na sedação IN não devem receber esta forma de sedação.
- Condições respiratórias graves: Os doentes com problemas respiratórios graves, como asma não controlada, doença pulmonar obstrutiva crónica (DPOC) ou apneia do sono, podem correr um risco acrescido de depressão respiratória e devem evitar a sedação IN.
- Doença cardiovascular significativa: As crianças com instabilidade cardiovascular significativa ou condições cardíacas graves podem estar em risco de efeitos cardiovasculares adversos e não devem ser sedadas por esta via.

Advantages[106,107,108,109,110]

- Administração não invasiva: A sedação intranasal elimina a necessidade de agulhas, reduzindo a ansiedade e o medo em doentes jovens que estão apreensivos com as injecções.

- Rápido início de ação: Com efeitos que ocorrem normalmente em 5-10 minutos, este método assegura uma sedação rápida, permitindo intervenções dentárias atempadas.
- Facilidade de administração: Proporciona comodidade aos profissionais de medicina dentária e minimiza o desconforto do doente durante o processo, uma vez que é simples de administrar.
- Sedação eficaz: O rico suprimento vascular da mucosa nasal permite a rápida absorção de sedativos, resultando numa sedação eficaz para controlar a ansiedade e o comportamento não cooperativo das crianças.
- Depressão respiratória mínima: A sedação intranasal está associada a um menor risco de depressão respiratória, o que a torna uma opção mais segura para os doentes pediátricos, particularmente para procedimentos curtos e não invasivos.

Disadvantages[106,107,108]

- Desconforto nasal: Algumas crianças podem sentir um potencial desconforto durante a administração nasal, o que pode causar uma resistência inicial ao procedimento.
- Absorção variável: A absorção dos sedativos pode ser variável e pode ser influenciada por factores como a congestão nasal, a saúde das mucosas ou uma técnica de administração incorrecta, o que leva a níveis de sedação imprevisíveis.

- Duração limitada: A duração da sedação obtida através da via intranasal também pode ser mais curta em comparação com outros métodos, o que pode ser insuficiente para procedimentos dentários mais longos ou mais complexos.
- Potencial para reacções adversas: Existe um potencial para reacções adversas, incluindo irritação nasal, hemorragias nasais ou respostas alérgicas ao agente sedativo.
- Não é adequado para todos os pacientes: As crianças com obstruções nasais, alergias graves ou determinadas condições médicas podem necessitar de métodos alternativos de sedação .

Técnicas de administração

A sedação intranasal pode ser administrada através de várias técnicas e dispositivos.

1. Dispositivo Atomizador da Mucosa (MAD)[111]

A administração de medicamentos IN através das pontas das seringas pode não dispersar uniformemente a formulação do medicamento na mucosa nasal. A utilização de um dispositivo adequado, como o dispositivo atomizador da mucosa (MAD), pode ser utilizada para administrar o medicamento intranasal de uma forma muito melhor. Os atomizadores convertem os medicamentos líquidos numa névoa fina que pode ser pulverizada nas narinas, assegurando uma distribuição uniforme na mucosa nasal (Figura 7).

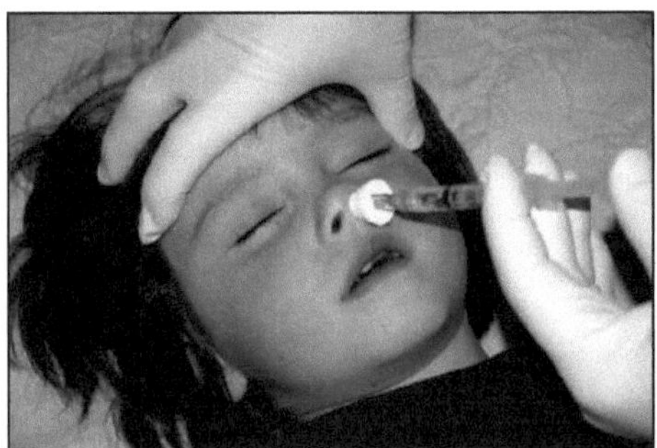

Figura 7: Sedação intranasal por dispositivo atomizador da mucosa (MAD)

Medicamentos utilizados na sedação intranasal

- Midazolam[112,113]

O midazolam é um agente sedativo que é administrado por via nasal. É habitualmente utilizado em doentes pediátricos para vários procedimentos, incluindo tratamentos dentários, devido às suas propriedades sedativas e ansiolíticas. Estudos demonstraram que o midazolam IN pode ser eficaz na indução de sedação moderada em crianças, especialmente nas que não cooperam ou estão ansiosas durante os procedimentos dentários. Quando comparado com a administração oral, verificou-se que o midazolam IN é mais eficaz na redução do choro e do movimento durante os procedimentos dentários em crianças. Também demonstrou um melhor controlo do comportamento no início e durante o tratamento, com os sinais vitais a permanecerem dentro dos limites fisiológicos. No entanto, o tempo de recuperação pode ser mais longo com a administração de IN e as crianças podem apresentar uma face mais sonolenta após o procedimento. Pacientes geriátricos com distúrbios neurocognitivos graves (MND) com comportamento resistente aos cuidados (CRB) que receberam midazolam intranasal foi considerado suficiente para 97% dos pacientes completarem os seus procedimentos dentários. A ansiólise foi conseguida em 50% dos pacientes, enquanto a sedação moderada a profunda ocorreu nos outros 50%.

Início: em 10-15 minutos. Duração da ação: 40-60 minutos. Meia-vida: 1,5-3 horas.

Dosagem:

- IN: 0,2-0,5 mg/kg
- Dose única máxima recomendada: 10 mg Fornecido como:
- Spray nasal: Nayzilam (5 mg/0,1 ml)
- Solução: Seringas ou frascos para injectáveis pré-cheios (5 mg/mL ou 10 mg/mL)

Efeitos secundários: IN O midazolam pode causar ardor na mucosa nasal, sensação de picada, sabor amargo, lacrimejamento, choro, vómitos, tosse, espirros e pesadelos após a alta. O agente de reversão do midazolam é o flumazenil.

• **Sulfentanil**[114,115,116,117]

O sufentanil é um analgésico opióide que foi um dos primeiros fármacos a receber atenção para sedação pré-operatória através da administração de IN. O sufentanil IN tem um início de ação rápido e uma duração limitada. Também é utilizado para o alívio da dor. O sulfentanil é absorvido através da mucosa nasal, chegando ao cérebro e ligando-se aos receptores opióides. Esta ligação leva à sedação, reduzindo a ansiedade, promovendo um efeito sedativo e eufórico. O sufentanil é mais facilmente aceite pelas crianças, mas produziu uma incidência significativamente maior de diminuição da PaO2. A potencial diminuição da PaO2 e o aumento do potencial de náuseas e vómitos após a administração de sufentanil IN exigem uma monitorização intensificada (oximetria e observação visual) durante os períodos perioperatório e pós-operatório.

Início: em 10-20 minutos. Duração da ação: 30-60 minutos. Meia-vida: 2-4 horas. Dosagem:

- IN: 0,5-1 pg/kg
- Dose única máxima recomendada: 15 µg

Fornecido como:

- Solução: Seringas ou frascos pré-cheios (50 µg /mL)

Efeitos secundários: O sufentanilo IN pode causar efeitos secundários, tais como depressão respiratória, náuseas, vómitos, sonolência, tonturas, irritação nasal, hipotensão e, em casos raros, depressão respiratória grave ou reacções alérgicas. A potencial diminuição da PaO2 e o aumento do potencial de náuseas e vómitos após a administração de sufentanilo IN requerem uma monitorização intensificada (oximetria e observação visual) durante os períodos perioperatório e pós-operatório.

- Cetamina[118,119]

A cetamina é um anestésico dissociativo que actua no recetor N-metil-D-aspartato (NMDA) no cérebro e provoca um antagonismo que proporciona uma sedação, analgesia e amnésia eficazes, o que a torna adequada para gerir doentes pediátricos ansiosos e não cooperantes durante procedimentos dentários.

Início: Dentro de 5-10 minutos. Tempo de ação: 30-60 minutos. Meia-vida: 2-3 horas. Dosagem:

- IN: 3-6 mg/kg

- Dose única máxima recomendada: 160-200 mg Fornecido como:
- Ampola: Ketalar (10, 50, 100 mg/mL)

Efeitos secundários: IN A cetamina pode causar efeitos secundários como sonolência, tonturas, aumento da salivação, náuseas, irritação nasal e fenómenos de emergência como alucinações e agitação. Os efeitos raros mas graves incluem depressão respiratória e reacções alérgicas graves que requerem uma monitorização cuidadosa durante a utilização. Não existe um agente de reversão específico para a cetamina.

Tendências recentes

1. Sistema de administração de medicamentos

- Carpuject

O sistema Carpuject para sedação intranasal em Odontopediatria tira partido das suas capacidades de dosagem precisa e facilidade de utilização, oferecendo um método não invasivo e eficaz para gerir a ansiedade e garantir o conforto do doente. Embora existam algumas limitações, como a necessidade de equipamento especializado (Figura 8)[112]

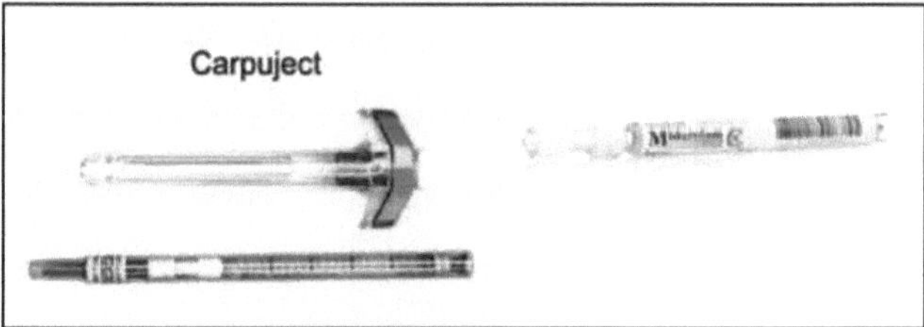

Figura 8: Sistema de seringas Carpuject

2. Avanços nos agentes sedativos

- Dexmedetomidina[120,121,122]

IN A dexmedetomidina está a ganhar reconhecimento como um sedativo eficaz em Odontopediatria devido ao seu perfil de segurança favorável e facilidade de administração. Trata-se de um agonista alfa-2 adrenérgico seletivo que proporciona sedação e analgesia sem depressão respiratória significativa, o que o torna uma escolha ideal para o tratamento de doentes pediátricos ansiosos ou não cooperantes durante os procedimentos dentários. A dexmedetomidina IN é uma alternativa eficaz e segura para a pré-medicação em crianças submetidas a uma reabilitação dentária completa.

Início: em 20-30 minutos. Tempo de ação: 60-90 minutos. Meia-vida: 2-3 horas. Dosagem:

- Intranasal: 1-3 pg/kg
- Dose única máxima recomendada: 200 µg

Fornecido como:

- Ampola: Dextomid (100 µg/mL, 50 µg/0,5 mL)

Efeitos secundários: IN A dexmedetomidina pode causar efeitos secundários como bradicardia, boca seca, hipotensão, náuseas, vómitos, agitação paradoxal e sedação que pode ser mais profunda ou mais duradoura do que o pretendido. O agente de reversão da dexmedetomidina é o atipamezole.

3. Terapias de combinação

- IN Dexmedetomidina e cetamina: sedação processual aceitável e eficaz com baixas taxas de acontecimentos adversos[122]
- Spray nasal de sufentanil/cetamina: Proporciona um rápido início de analgesia para uma variedade de procedimentos dolorosos com poucos efeitos adversos e tem caraterísticas promissoras para utilização no controlo da dor em procedimentos pediátricos.[116]
- IN Dexmedetomidina com Propofol IV: A dexmedetomidina proporciona uma sedação inicial e ansiólise, enquanto o propofol proporciona uma sedação mais profunda para os doentes submetidos a anestesia geral.[123]
- IN Fentanil com IN Midazolam: O fentanil IN e o midazolam, quando administrados em combinação, podem proporcionar analgesia e ansiólise para pequenos procedimentos em doentes pediátricos.[124]
- IN Dexmedetomidina com Midazolam PO: Como pré-medicação para proporcionar sedação profunda e ansiólise a doentes submetidos a reabilitação oral completa [125].

A sedação em Odontopediatria surgiu como uma técnica valiosa e inovadora para gerir a ansiedade e a dor em pacientes jovens. As tendências recentes destacam a otimização dos sistemas de administração de fármacos e as terapias combinadas com outras vias de sedação. A sedação IN está prestes a desempenhar um papel fundamental nos cuidados dentários pediátricos, oferecendo uma solução fiável e eficaz para alcançar resultados óptimos em termos de saúde oral.

SEDAÇÃO CONSCIENTE E SUAS TENDÊNCIAS RECENTES

A maioria das crianças pode ser gerida eficazmente com técnicas básicas de orientação comportamental, que devem ser a base dos cuidados dentários. No entanto, algumas podem necessitar de técnicas avançadas, como a estabilização protetora ou a sedação, devido à falta de maturidade ou a deficiências. A odontopediatria centra-se na manutenção de estruturas saudáveis e na redução do medo dentário, assegurando que as crianças estão dispostas a procurar cuidados. Com a utilização crescente de agentes sedativos, as diretrizes são essenciais, uma vez que a sedação existe num contínuo em que os doentes podem passar de uma sedação ligeira para uma sedação profunda, exigindo uma monitorização adequada e a responsabilidade do dentista.

Objectivos da sedação consciente[126,127]

- Reduzir ou eliminar a ansiedade
- Reduzir os movimentos e reacções adversas ao tratamento dentário
- Melhorar a comunicação e a cooperação com os doentes
- Aumentar o limiar de reação à dor
- Aumentar a tolerância para consultas mais longas
- Ajudar no tratamento do doente com deficiência mental/física ou medicamente comprometido
- Reduzir o engasgamento
- Potenciar o efeito de sedativos

Objectivos da sedação consciente

- Prestar um serviço dentário confortável, eficiente e de elevada qualidade ao paciente
- Para controlar comportamentos inadequados que interfiram com a prestação de cuidados
- Produzir no paciente uma atitude psicológica positiva em relação aos cuidados futuros
- Promover o bem-estar e a segurança dos doentes
- Para repor o doente num estado fisiológico que permita uma alta segura

Tipos de unidades de sedação por inalação

Existem dois tipos básicos de unidades de sedação por inalação. Apenas um é recomendado para utilização. Estes são a máquina de fluxo contínuo e a unidade de fluxo intermitente ou de procura. Embora estes dispositivos sejam semelhantes na sua conceção, existem algumas diferenças muito significativas no seu funcionamento. A unidade de fluxo de exigência já não é utilizada em medicina dentária.

Unidades de fluxo da procura[128]

A unidade de sedação por inalação de N2O-O2 do tipo fluxo de procura não fornece gás continuamente ao doente, mas varia a taxa e o volume de gás fornecido de acordo com as exigências e necessidades respiratórias do doente. Neste sentido, o tipo de unidade de sedação por inalação de fluxo de procura pode ser comparado com a máscara facial utilizada pelos mergulhadores SCUBA (Self-Contained Underwater Breathing Apparatus), que funciona segundo o mesmo princípio. Uma das principais vantagens do tipo de unidade de fluxo de procura é a economia obtida com a redução do volume de gases comprimidos utilizados.

Em funcionamento, os gases fornecidos são doseados pela máquina. Só é necessário ajustar um mostrador que altera as percentagens de gases fornecidos. O mecanismo envolvido na unidade de fluxo a pedido é muito mais complexo do que o fluxómetro e, na prática clínica, tem estado sujeito a uma maior percentagem de erro. As unidades de fluxo de demanda mostram apenas o que foi ajustado, não o que é realmente fornecido. Se se verificar uma discrepância entre o mostrador e o caudal de gás real, não há qualquer aviso enquanto a unidade estiver em funcionamento.

Unidades de fluxo contínuo[128]

As unidades de fluxo contínuo contrastam fortemente com as unidades de fluxo a pedido. Estas unidades contêm fluxómetros e caracterizam-se pelo fluxo contínuo de gases, independentemente do padrão respiratório do doente. O gás continua a ser fornecido através da máquina mesmo quando o doente expira. Enquanto que as máquinas de fluxo contínuo utilizam um maior volume de gás num determinado período de tempo do que a unidade de fluxo de procura. Esta pequena desvantagem é mais do que compensada pela precisão e segurança significativamente maiores das unidades de fluxo contínuo. As duas maiores desvantagens da unidade de fluxo de procura são eliminadas nas máquinas de fluxo contínuo. A incapacidade de visualizar o fluxo de gases e a imprecisão da válvula misturadora são eliminadas através da incorporação de um medidor de caudal. Com os medidores de caudal atualmente disponíveis, é possível obter uma precisão de mais ou menos 2% do caudal de gás.

Os sistemas de armazenamento central contêm colectores e tomadas de parede. Os equipamentos modernos de sedação por inalação também estão equipados com várias caraterísticas de segurança concebidas para evitar a administração inadvertida ou acidental de menos de 20% de O2.

Entre as unidades de sedação por inalação de fluxo contínuo, existem dois subgrupos. Embora cada uma seja a mesma unidade básica, as diferenças entre elas são a forma como os gases comprimidos são fornecidos à unidade e a sua portabilidade.

1. Sistema central de abastecimento de gás
2. Sistema portátil de fornecimento de gás

1. Sistema central de abastecimento de gás[129,130]

Um sistema central de fornecimento de gás é uma opção para os profissionais que preferem a disponibilidade de sedação com N2O/O2 em várias unidades como um sistema "embutido" na instalação. Este sistema é preferido quando existe uma elevada frequência de utilização e/ou de utilizadores de N2O-O2, uma vez que permite poupar custos, comodidade e espaço. O sistema central é utilizado de forma mais conveniente e eficaz quando é incorporado como parte do projeto arquitetónico do bloco operatório.

O núcleo de um sistema central de abastecimento de gás é o seu colctor. O coletor é um dispositivo que liga várias garrafas de gás de grandes dimensões e assegura a disponibilidade constante de gás para cada exploração através de linhas de cobre dentro das paredes do edifício. Os colectores são concebidos para fornecer gás a um máximo de 10 unidades numa determinada instalação. Para além de 10 unidades, a instalação é considerada uma unidade de cuidados hospitalares e é regulada em conformidade. Um coletor também transfere o fornecimento de gás de uma botija para outra quando a botija anterior se esgota. Um coletor pode ser operado manual ou automaticamente.

Para que o gás seja distribuído em segurança, tem de haver um meio de reduzir a quantidade de pressão da garrafa. Os reguladores e as válvulas redutoras de pressão servem este objetivo para garantir a distribuição segura do gás através do equipamento e para o doente. Os manómetros no coletor indicam a quantidade de pressão nas linhas para as salas de operações, que deve estar dentro de 20% de 50 psi.

Os colectores mais recentes têm várias caraterísticas de segurança incorporadas no sistema (Figura 9). Os sistemas de alarme, tanto visuais como sonoros, alertam uma pessoa designada se a pressão do gás descer abaixo dos 40 psi ou se tornar superior a 60 psi. Um alarme de parede ou um alarme de secretária situado num local central alerta os profissionais quando o sistema precisa de atenção. As válvulas de alívio de pressão esgotam qualquer gás com uma pressão superior a 75 psi.

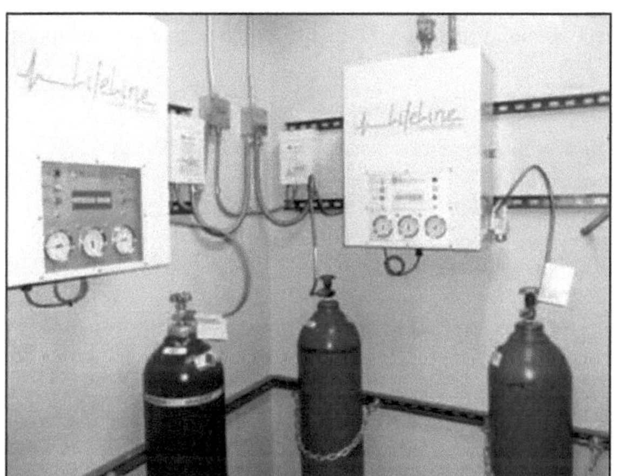

Figura 9: Coletor que liga as garrafas de N_2O e O_2 para utilização num sistema central.

Os grandes cilindros G e H são utilizados em sistemas de abastecimento central. Outra caraterística de segurança está localizada nas válvulas roscadas que abrem as garrafas. As hastes roscadas são concebidas para encaixar apenas em cilindros específicos, evitando assim que os cilindros sejam enchidos com o gás errado.

Todo o gás do coletor passa por tubagem de cobre pré-limpa e desengordurada e todas as ligações são soldadas a prata a 1000° F. O sistema de tubagem tem de ser testado à pressão com N_2 (ar) durante 24 horas a não menos de 150 psi antes da utilização pelo doente. A tubagem e as linhas de tubagem para o fornecimento de O_2 são de ½ polegada, enquanto a tubagem e as linhas de tubagem de 3/8 polegadas são as normas para o N_2O. A diferença no tamanho dos tubos impede o cruzamento inadvertido da linha

No entanto, ocorreu pelo menos uma fatalidade devido a erros de instalação e subsequente administração de 100% de N_2O em vez de O_2. A Piping, Industry, Progress and Education (PIPE) é uma organização dedicada a educar os utilizadores de sedação com N_2O/O_2 sobre a instalação correta do sistema.

2. Sistema portátil de fornecimento de gás[129,130]

Um sistema portátil de fornecimento de gás é frequentemente utilizado quando a sedação com N_2O/O_2 não é usada com frequência. A unidade aloja tanques mais pequenos e pode ser facilmente deslocada para diferentes locais dentro de uma instalação.

O suporte do jugo da máquina portátil é a espinha dorsal e a estrutura de apoio sobre a qual assenta o equipamento. Os suportes variam ligeiramente em termos de estilo; todos são facilmente transportáveis sobre rodas. Alguns suportes comportam dois tanques, enquanto outros comportam quatro tanques. Uma empresa comercializa um sistema portátil que encerra a forquilha e as cisternas por uma questão de estética. A forquilha é a estrutura metálica adjacente ao suporte à qual são fixados os cilindros.

Existe uma configuração de fixação a que o cilindro deve corresponder para ser corretamente fixado ao aparelho. Os pinos metálicos especificamente dispostos sobressaem da forquilha na qual o cilindro é montado. Este mecanismo preciso foi concebido para impedir a fixação de um cilindro incorreto na forquilha e é conhecido como o sistema de segurança de índice de pinos.

Os reguladores são encontrados em sistemas portáteis semelhantes aos sistemas de distribuição central O gás reduzido a 50 psi é fornecido através de uma ligação perdida à parte de trás do fluxómetro, que é a parte da unidade semelhante a uma caixa com peças como interruptores e botões As mangueiras do regulador para o fluxómetro são frequentemente codificadas por cores, respetivamente para os gases, e variam propositadamente em tamanho e ligações de extremidade roscada para evitar um fluxo de gás incorreto para a máquina (Figura 10).

Neste ponto, o equipamento é o mesmo, quer o gás seja fornecido por uma central de abastecimento ou por uma unidade portátil.

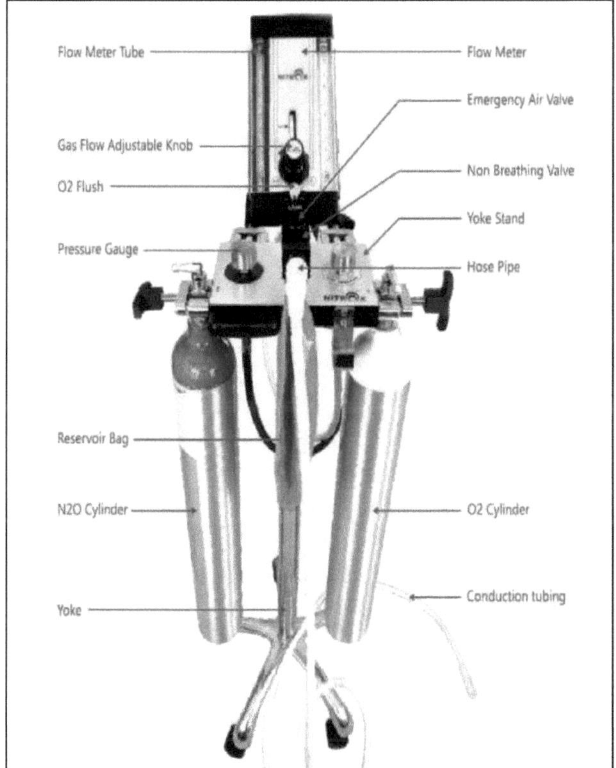

Figura 10: Sistema portátil de sedação por inalação

Todas as unidades de Sedação por Inalação contêm os mesmos

componentes básicos, que são:

1. Cilindros de gás comprimido
2. Manómetros de pressão
3. Medidores de caudal
4. Sacos de reservatório
5. Tubo condutor
6. Aparelho de respiração
7. Válvulas redutoras

1. Cilindros de gás comprimido[130,131]

As garrafas de gás medicinal eram tradicionalmente construídas em aço com baixo teor de carbono. Atualmente, são fabricadas em aço leve com cromo-molibdénio, alumínio ou um composto (como o alumínio envolto em fibra de carbono). Cilindros especiais feitos de alumínio são úteis em imagens de ressonância magnética (MRI). A espessura típica da parede dos cilindros de aço é de 3 mm e a de um cilindro de liga de alumínio é de 6 mm. Os cilindros compósitos são fabricados a partir de revestimentos de aço leve ou de alumínio e são envolvidos por um invólucro de polietileno de alta densidade ou por fibra de carbono, Kevlar e Twaron de fibra de vidro. Estas garrafas são ultra-leves em peso, extremamente duráveis e podem ser enchidas com alta pressão até 4000 kPa. Podem conter mais 30% de gás do que uma garrafa de alumínio de tamanho comparável e são 70% mais leves do que uma garrafa de aço.

- Código de cores para cilindros

Um código de cores internacional para ajudar a identificar as garrafas de gás foi adotado pela indústria do gás medicinal em 1949 (Figura 11). Infelizmente, este código não foi adotado por muitos países: os EUA utilizam a cor verde e a Alemanha a cor azul para as garrafas de oxigénio.

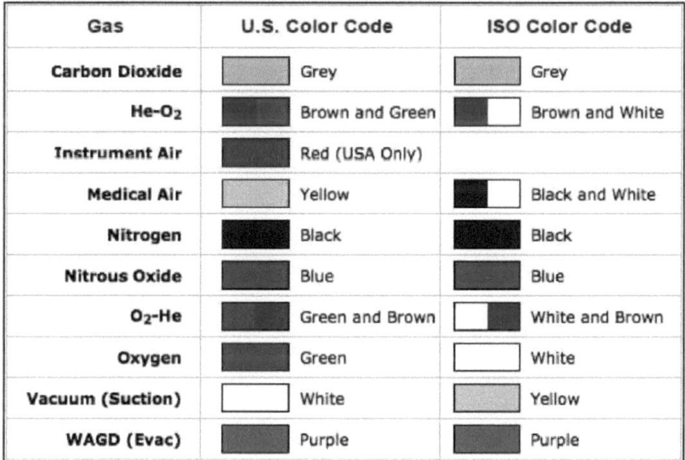

Gas	U.S. Color Code	ISO Color Code
Carbon Dioxide	Grey	Grey
He-O_2	Brown and Green	Brown and White
Instrument Air	Red (USA Only)	
Medical Air	Yellow	Black and White
Nitrogen	Black	Black
Nitrous Oxide	Blue	Blue
O_2-He	Green and Brown	White and Brown
Oxygen	Green	White
Vacuum (Suction)	White	Yellow
WAGD (Evac)	Purple	Purple

Figura 11: Código de cores em todo o mundo

2. Manómetros de pressão[130]

Um cilindro cheio de N2O terá uma leitura do manómetro de aproximadamente 750 psi a 70°F. Se o cilindro estiver mais frio devido às condições de armazenamento ou à libertação rápida, a pressão do cilindro cheio será menor. A uma temperatura de 50° F, a pressão do cilindro será de aproximadamente 575 psi. a. Como o líquido é vaporizado à medida que o gás é usado, esta leitura não é proporcional à quantidade real de gás disponível no cilindro. Portanto, o manómetro mostrará uma diminuição da pressão quando o tanque contiver aproximadamente 20% de N2O.

3. Medidor de caudal[130]

O medidor de caudal é o dispositivo altamente calibrado que se encontra na parte superior do jugo montagem é montada numa armadura na parede ou está localizada dentro do armário. O gás flui da garrafa através do fluxómetro. O fluxómetro indica a quantidade de gás que está a ser fornecida ao doente.

4. Saco para reservatório[130]

O saco do reservatório tem três objectivos. O seu objetivo principal é fornecer uma fonte de gás adicional caso o doente inspire mais gás do que aquele que está a ser fornecido através das mangueiras. Normalmente, um saco reservatório contém aproximadamente 3 L de gás. Estão disponíveis outros tamanhos (por exemplo, um saco mais pequeno para doentes pediátricos). Além disso, o saco reservatório fornece um mecanismo para monitorizar a respiração do doente. A observação da expansão e contração do saco durante a sedação assegura ao operador que o doente está a inspirar e a expirar calmamente. O saco do reservatório também funciona numa emergência como um método de fornecimento de O2 de pressão positiva ao doente. O saco é suavemente apertado para esvaziar o seu conteúdo na árvore pulmonar (Figura 12). A ação é semelhante à de um saco de reanimação manual, ajudando a ventilação desta forma a ultrapassar a resistência quando acompanhada por uma máscara facial completa com uma vedação apertada em vez de um capuz nasal.

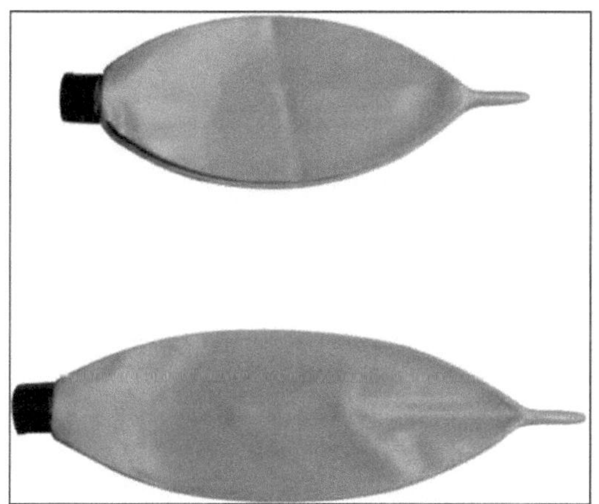

Figura 12: Sacos de reservatório de diferentes tamanhos

5. Tubo de condução[130]

O gás é fornecido através de um tubo ou mangueira que sai da unidade e se liga ao aparelho de respiração. Deve ter-se o cuidado de evitar que a mangueira se dobre, impedindo assim o fluxo de gás. Se isto acontecer, é muito provável que o doente alerte o operador para a dificuldade de respiração. O saco do reservatório também se encherá demasiado e ficará em balão devido ao estado da mangueira. O conceito de espaço morto anatómico está relacionado com o comprimento da tubagem de condução. Este espaço conterá gás que não entra na árvore pulmonar para ser utilizado nem é expelido do sistema para ser substituído por gás fresco, daí o "espaço morto". A distância entre a fonte de gás e os pulmões do doente pode aumentar o espaço morto anatómico e ser alongada pelo tubo de condução. Devido a este fator, é importante não adicionar uma mangueira para facilitar a distribuição para outra área ou para o outro lado da sala (Figura 13).

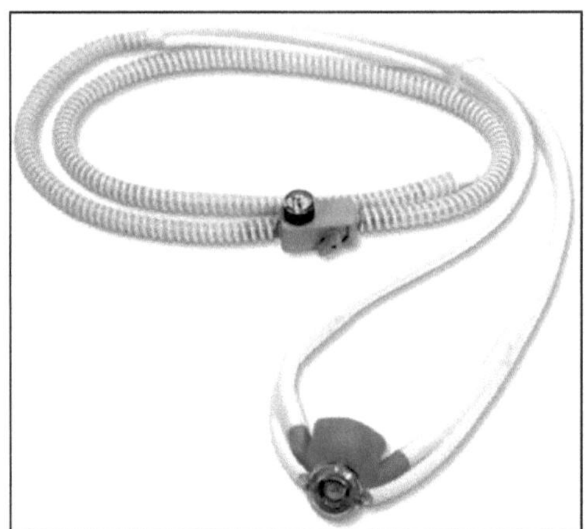

Figura 13: Tubo de condução ligado ao exaustor nasal de aspiração

6. Aparelho de respiração (capuz nasal ou máscara facial)[130]

O gás pode ser administrado ao doente através de um capuz nasal ou de uma máscara facial completa. O óxido nitroso e o oxigénio são normalmente administrados através de um capuz nasal. O capuz nasal foi concebido para se ajustar confortavelmente ao nariz do doente, de modo a que o gás não saia pelos lados.

Estão disponíveis vários tamanhos e com uma variedade de aromas, estando também disponíveis capuzes nasais sem perfume. Os modelos mais actuais de capuzes nasais são concebidos para utilização num único doente (Figuras 14 e 15). Muitos consideram-nos descartáveis porque não são esterilizáveis. Também estão disponíveis outras versões reutilizáveis dos exaustores, mas devem ser esterilizadas entre pacientes.

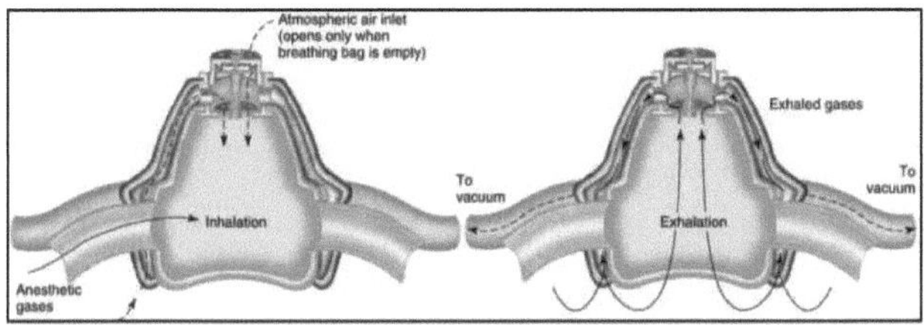

Figura 14: Diagrama do exaustor nasal

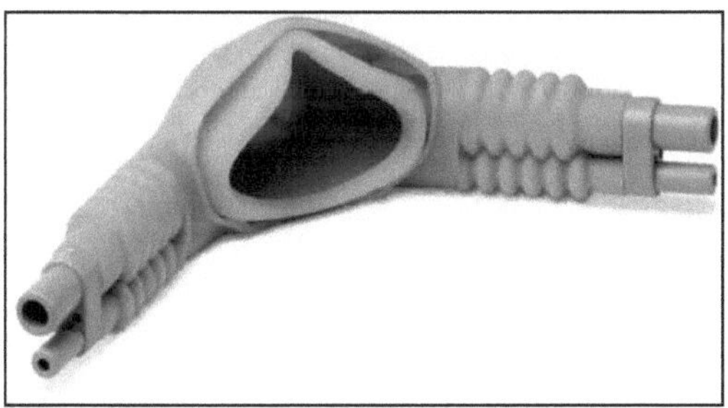

Figura 15: Peça do nariz para limpeza

7. Válvulas redutoras

Uma válvula redutora controla e regula a pressão dos gases (como o oxigénio e o óxido nitroso) das garrafas de alta pressão para uma pressão mais baixa, mais segura e consistente para utilização pelo doente. Assegura que o gás flui a um ritmo estável durante a sedação, aumentando a segurança e a precisão durante o procedimento. Ao manter uma pressão controlada, a válvula redutora ajuda a evitar picos repentinos de gás que, de outra forma, poderiam levar a níveis de sedação inseguros.

Caraterísticas de segurança do equipamento

Várias caraterísticas de segurança são componentes inerentes ao equipamento de administração de N2O-O2 para ambientes ambulatórios. Estas caraterísticas garantem ao paciente e ao profissional a segurança da administração da sedação com N2O-O2.

A caraterística de segurança mais importante da unidade é o mecanismo de segurança de O2. Assegura que o N2O não será administrado a menos que o O2 esteja a fluir para a máquina. Graças a este dispositivo, foi eliminada a possibilidade de administrar 100% de N2O a um doente. O funcionamento do mecanismo baseia-se na pressão. O O2 flui para a unidade a uma pressão que abre uma válvula para permitir o fluxo de N2O. Se a pressão de O2 baixar devido ao esgotamento do fornecimento, a válvula fecha-se, impedindo assim o fluxo de N2O.

Indications[132,133,134,135]

- Ansiedade dentária
- A sedação com óxido nitroso/oxigénio é útil em crianças com 4 anos ou

mais.

- Doentes com um forte reflexo de engasgamento.
- Doentes com perturbações do tónus muscular, como a paralisia cerebral.
- Os doentes pertencentes à classe III e à classe IV da ASA podem ser tratados com a ajuda de sedação com nitróxido/oxigénio.
- Pacientes que necessitam de mais tempo sentado devido a tratamentos complexos ou múltiplos.
- Diagnósticos médicos invasivos e pequenas cirurgias.

Contraindications[130,134,135]

- Crianças pré-cooperativas
- Doentes com problemas nas vias respiratórias superiores, como constipação comum, amigdalite ou obstrução nasal.

- Doentes com sinusite ou operações otorrinolaringológicas recentes (no prazo de 14 dias).
- Doentes em quimioterapia com bleomicina.
- Doentes psicóticos
- Doentes com porfiria.
- Doentes com dores fortes.
- Cirurgia ocular recente com perfluoro propano ou hexafluoreto de enxofre.
- Doente em estado de choque, semiconsciente ou com ferimentos graves na cabeça e na face.
- Suspeita/conhecimento de anemia perniciosa ou deficiência de vitamina B12.
- Os doentes respiram pela boca.
- A incapacidade de utilizar uma máscara nasal constitui uma contraindicação absoluta à utilização de óxido nitroso.
- Primeiro trimestre de gravidez.

Avaliação dos parâmetros comportamentais e fisiológicos[136,137]

A avaliação dos parâmetros comportamentais e fisiológicos dos pacientes encaminhados para tratamento odontológico foi realizada em quatro etapas, a saber

1. T1 (pré-sedação): os parâmetros fisiológicos basais e o comportamento do paciente foram avaliados no momento em que o paciente estava sentado na cadeira.
2. T2 (indução): medido 5 minutos após a colocação da máscara e a obtenção da titulação óptima para sedar os pacientes.

3. T3 (paciente sedado): medido 10 minutos após o início do procedimento restaurador no primeiro molar superior (decíduo ou permanente); todos os pacientes desta fase receberam tratamento dentário sob anestesia local com mepivacaína (epinefrina 1:100.000), utilizando uma dosagem baseada no peso...
4. T4 (fim): 5 minutos após a remoção de N20 (manutenção da oxigenação).

Dosagem[134]

A sedação é iniciada com a administração de oxigénio puro durante 2 a 5 minutos. De seguida, a concentração de óxido nitroso é aumentada de dois em dois minutos. A concentração máxima recomendada de óxido nitroso é determinada pelos regulamentos nacionais e varia entre os países europeus de 50 a 70%.

Técnicas[130]

As técnicas de administração são igualmente descritas a seguir:

1. Certifique-se de que o doente está sentado confortavelmente e meça os sinais vitais de base da tensão arterial, pulso e respiração. Registar estes valores no registo de sedação ou na ficha do doente.
2. Selecionar o tamanho e o tipo de aparelho de respiração de exaustão adequados ao doente.
3. Se estiver a utilizar um capuz nasal, procure o tamanho e/ou o aroma mais desejável para o doente. Se utilizar uma máscara facial completa, selecione o tamanho adequado. No entanto, o leitor deve saber que, em aplicações psiquiátricas, é preferível utilizar uma máscara nasal em vez de uma

máscara facial completa, para evitar a claustrofobia.

4. Certifique-se de que a máquina está ligada e que o saco do reservatório está cheio antes de colocar uma máscara ou capuz. Inicie o fluxo de O2 para o capuz nasal ou a máscara. A esfera flutuará ou aparecerá uma luz no lado O2 do fluxómetro.

   Estimar o fluxo total de litros por minuto (L/min) de acordo com o tamanho e o estado físico e fisiológico do doente.

   - Para um adulto de tamanho médio, comece com 6 a 7 L/min. É melhor errar com mais fluxo do que o necessário inicialmente para evitar uma sensação de sufoco. À medida que o doente fica relaxado, pode achar que menos fluxo é adequado.
   - Começar com 4 a 5 L/min para a maioria das crianças.
   - Regular a máquina para fornecer 100% de O2 ao nível de L/min que escolheu inicialmente. Para se certificar de que existe fluxo, ouvir o som do O2 a entrar no aparelho de respiração.

5. Colocar o capuz nasal ou a máscara facial no doente. Pedir ao doente que o ajude a obter uma máscara confortável,

   - Instruir o doente para o ajustar em qualquer altura durante o procedimento.

     Permitir aos doentes esta opção dá-lhes uma sensação de controlo

   - Ajuste os tubos condutores por detrás da cabeça do doente para garantir um encaixe perfeito. Isto irá diminuir a quantidade de ar que sai da máscara.

- Ter o cuidado de não apertar o aparelho de tal forma que o movimento do doente seja proibido ou que apareçam marcas de pressão no rosto.
- Pode ser dobrado um pedaço de gaze sobre o nariz do doente para minimizar a fuga de gás, caso o ajuste seja inadequado.

6. Não só um ajuste incorreto desperdiça gás, como a fuga de gás residual contamina o ambiente imediato do médico (zona de respiração). Determinar o volume corrente adequado necessário para o doente utilizando o fluxo de O2 a 100%.
   - Pergunte aos doentes se o fluxo é suficiente para lhes permitir respirar confortavelmente. Além disso, determine se o doente sente que há fuga de gás para fora da máscara.
   - Um saco de reservatório é um bom indicador do caudal adequado.
     - Se o saco continuar a encher como um balão, o fluxo pode ter sido bloqueado de alguma forma.
     - Se o saco estiver a colapsar, então o doente está a respirar todo o fluxo proveniente da máquina mais a reserva armazenada no saco do reservatório. Neste caso, aumente o fluxo de litros por minuto para o paciente.
7. Não é necessário administrar O2 a 100% antes da administração de N2O.
8. Não diga a um paciente em termos específicos como ele se sentirá. Isto pode levar a uma falsa perceção de que o N2O é eficaz, quando não o é.

9. Se o doente fizer um comentário invulgar ou afirmar que está relaxado, reduza o N2O e NÃO o aumente.
10. Administrar sempre O2 a 100% durante pelo menos 5 minutos no final do procedimento pós-operatório.

Titulação[130]

A titulação é um método de administração de um fármaco em quantidades incrementais até se atingir o ponto final desejado Para a sedação com N2O/O2. O N2O é administrado em doses incrementais até que o paciente atinja um estado de sedação confortável e relaxado. A capacidade de titular o N2O é uma vantagem significativa, pois permite administrar a quantidade específica de fármaco necessária para o paciente. Se a titulação for feita corretamente, o doente não recebe mais fármaco do que o necessário. Ocasionalmente, pacientes tiveram experiências negativas com a sedação com N2O/O2. Nesses casos, é muito provável que o operador não tenha feito a titulação corretamente. Em vez disso, o paciente pode ter recebido uma quantidade inadequada de medicamento. A técnica de titulação é considerada o padrão atual de cuidados ao administrar N2O/O2 para sedação.

A utilização de uma técnica de indução rápida para a administração de N2O/O2 tem sido defendida por alguns clínicos há vários anos. Esta técnica envolve a administração de uma grande quantidade de N2O (até 50%) inicialmente às crianças. Os defensores dessa técnica afirmam que ela é necessária para acalmar rapidamente uma criança com medo intenso ou que não coopera. Esta técnica, em mãos habilidosas, pode produzir resultados favoráveis.

Sinais e sintomas[130,134]

Existem sinais clínicos objectivos observáveis da sedação consciente com óxido nitroso em crianças. Além disso, as crianças referem diferenças nos seus sintomas subjectivos com a sedação consciente com óxido nitroso. O óxido nitroso tem um efeito pequeno mas significativo na capacidade psicomotora das crianças a 50% de concentração.

Nunca devem ser utilizados adereços para a boca, uma vez que a capacidade de abrir a boca para o tratamento é um indicador clínico importante do nível de sedação.

Sinais objectivos[138,139]

Os sinais objectivos foram registados antes e 5 minutos após a administração do óxido nitroso. Estes sinais avaliaram as caraterísticas clínicas e o estado do rosto, das mãos, das pernas e dos pés do doente para determinar os efeitos do óxido nitroso. São examinados os seguintes sinais:

- olhos abertos ou fechados
- Expressão de transe das lágrimas
- Sorrir
- Falar
- A rir
- mãos abertas ou fechadas
- pernas moles
- pés raptados

Sintomas subjectivos

Os sintomas subjectivos referiam-se à perceção que a criança tinha dos efeitos do óxido nitroso. As perguntas sobre a perceção da criança dos efeitos do óxido nitroso na cabeça, no abdómen, nos dedos das mãos e dos pés e no estado geral foram feitas antes e 5 minutos após a administração do óxido nitroso. As perguntas são as seguintes:

- Como é que se sente?
- Sente-se diferente?
- Gostas do ar divertido?
- O teu lábio está diferente?
- Como é que se sente a sua cabeça?
- Como se sente a sua barriga?
- Como é que os seus dedos se sentem?
- Como é que se sentem os dedos dos pés?

Sinais e sintomas de sedação por N2O-O2[130]

- O doente está confortável e descontraído
- O doente reconhece a redução do medo e da ansiedade
- O doente está consciente do que o rodeia
- O doente responde às instruções e à conversa
- Os olhos tornam-se menos activos e surge um olhar vidrado
- O doente pode sentir Formigueiro nas extremidades e/ou perto da boca, sensação de peso nas pernas e braços
- Calor do corpo

- Sensação de leveza
- Vasodilatação no rosto e pescoço dormência circum-oral

Sinais e sintomas de sobre-sedação[130]

- Distanciamento/desassociação do ambiente Sonhar, alucinar ou fantasiar
- Experiências fora do corpo
- Flutuação e/ou voo
- Incapacidade de se mover, comunicar ou manter a boca aberta
- Sons de zumbido ou vibração que se agravam progressivamente
- Sonolência
- Tonturas
- Diaforese
- Náuseas
- Tonturas
- Olhos fixos
- Calor corporal desconfortável
- O doente pode evoluir para respostas lentas e atrasadas, palavras arrastadas ou ausência de sentido verbal
- Comportamento agitado ou combativo
- Vómitos
- Inconsciência

Monitorização dos doentes[134]

Os doentes odontopediátricos sob sedação consciente devem ser monitorizados clinicamente de forma contínua, uma vez que este é o elemento mais importante na monitorização do doente A monitorização clínica inclui

Resposta do paciente a estímulos físicos e comandos verbais

- Observação da respiração
- Movimentos do tórax
- Passagem da corrente de ar
- Frequência respiratória
- Observação da cor da pele

Tempo de recuperação clínica[140]

O tempo de recuperação clínica é definido como o tempo até à alta hospitalar após um procedimento dentário efectuado sob sedação consciente. Quando a sedação consciente é administrada a um doente dentário em ambulatório, é muito importante facilitar o regresso seguro do doente à sua própria casa. Após a conclusão do tratamento dentário, o doente deve ter o tempo necessário para recuperar a sua forma física normal, atrasando assim o momento da alta. A recuperação deve ser completa e o médico não deve ter qualquer dúvida de que o doente pode funcionar normalmente; caso contrário, o doente não deve ser autorizado a sair da clínica.

Um estudo efectuado por Takarada et al. comparou 3 grupos de sedação. Verificou-se que a mediana do tempo de recuperação clínica foi de 40 minutos no grupo do óxido nitroso, 80 minutos no grupo do midazolam e 52 minutos no grupo do propofol.[140]

Instruções pós-sedação[130]

- Cuidados com o seu filho após a sedação

Hoje o seu filho fez um tratamento dentário sob sedação consciente. Recebeu os seguintes medicamentos para sedação

- Óxido nitroso
- Hidrato de cloral
- Meperidina (Demerol)
- Hidroxizina (Vistaril)
- Diazepam (Valium)
- Sevoflurano
- Outros

As crianças reagem à sedação à sua maneira, mas as orientações seguintes ajudá-lo-ão a saber o que esperar em casa:

- O seu filho não conseguirá trabalhar bem, pelo que sugerimos que o leve ao colo ou que utilize uma cadeira de rodas para o transportar para o carro.
- As crianças pequenas devem ser seguras num assento de segurança para automóvel e as crianças mais velhas devem ser seguras com um cinto de segurança durante o transporte.

Atividade[130]

O seu filho pode dormir uma longa sesta. Pode dormir entre 3 a 8 horas e pode ficar sonolento e irritável durante 24 horas após a sedação. Quando o seu filho estiver a dormir, deve ser capaz de o acordar facilmente.

O seu filho pode ficar instável ao andar ou gatinhar e precisará de apoio para o proteger de lesões. Um adulto deve estar sempre com a criança até que esta recupere o seu estado habitual de alerta e coordenação durante pelo menos 1 hora.

O seu filho não deve realizar qualquer atividade potencialmente perigosa, como andar de bicicleta, brincar ao ar livre, manusear objectos afiados, trabalhar com ferramentas ou subir escadas, até que recupere o seu estado de alerta e coordenação habituais durante pelo menos 1 hora.

Instruções para comer e beber

Comece por dar líquidos claros, como sumos claros, água, gelatina, gelados ou caldo. Se o seu filho não vomitar após 30 minutos, pode continuar com alimentos sólidos.

Razões para contactar o médico

- Não é capaz de despertar o seu filho.
- O seu filho não consegue comer ou beber.
- O seu filho tem vómitos ou dores excessivas.
- O seu filho desenvolve uma erupção cutânea.

Riscos biológicos do óxido nitroso em caso de exposição crónica

1. Difusão Hipóxia[141,142]

O efeito Fink, anóxia por difusão, hipóxia por difusão ou efeito do terceiro gás é o fator que influencia a pO2 no alvéolo. Quando gases insolúveis em água, como o agente anestésico N2O, são inalados em grandes quantidades, podem dissolver-se rapidamente nos fluidos corporais.

Quando a inalação de concentrações elevadas de óxido nitroso é interrompida, a pressão parcial elevada no sangue transfere rapidamente o óxido nitroso para os alvéolos. Isto dilui a pressão parcial de oxigénio nos alvéolos e pode levar a hipoxemia.

A avaliação da recuperação completa da sedação por inalação com óxido nitroso-oxigénio deve, idealmente, utilizar tanto medidas objectivas como o julgamento clínico do operador, devendo ser administrado oxigénio a 100% a qualquer doente que apresente sinais e/ou sintomas adversos durante a sedação por inalação, incluindo hipóxia no período imediatamente a seguir à sedação.

2. Náuseas e vómitos pós-operatórios[143]

As náuseas e os vómitos pós-operatórios (NVPO) são uma das principais causas de morbilidade anestésica e o óxido nitroso tem sido implicado na sua etiologia. O mecanismo do potencial emetogénico do óxido nitroso não é totalmente compreendido, mas as alterações da pressão no ouvido médio, a distensão intestinal e a ativação dos neurónios dopaminérgicos podem estar envolvidos. As meta-análises de trabalhos publicados concluíram que a omissão de óxido nitroso reduz o risco de NVPO em cerca de 30% e que o efeito máximo da omissão de óxido nitroso é observado em doentes do sexo feminino. Ao considerar os potenciais benefícios da omissão de óxido nitroso, a incidência de resultados adversos (como o despertar) também deve ser considerada.

3. Espaços cheios de ar[143]

A solubilidade relativa do óxido nitroso e do azoto provoca uma rápida expansão dos espaços que contêm azoto quando o óxido nitroso é iniciado. Podem ocorrer alterações da pressão ou do volume ou, mais frequentemente, uma combinação dos dois fenómenos, dependendo da natureza do espaço (por exemplo, pneumotórax, intestino, ouvido médio). As alterações podem ter consequências deletérias.

4. Utilização recreativa[144]

O óxido nitroso tem sido uma droga de abuso desde os primórdios do seu desenvolvimento, tendo sido particularmente popular na década de 1970. Quando inalado em concentrações elevadas, pode produzir uma "moca" intensa e sensações de voo, condução e flutuação. No entanto, a sua utilização tem muitos riscos associados, incluindo lesões hipóxicas (uma vez que raramente é utilizada com oxigénio), degeneração combinada subaguda da corda e queimaduras pelo frio. Foram registados casos de congelamento das cordas vocais após inalação direta de recipientes de óxido nitroso.

5. Inativação da vitamina B[12][145,146,147]

O N2O pode causar a inativação irreversível da vitamina B12, um nutriente essencial que actua como co-fator nos ciclos do folato e da metionina nos seres humanos. Como o corpo humano não é capaz de sintetizar a vitamina B12, ela deve ser obtida através do consumo de alimentos de origem animal.

A deficiência de vitamina B12 pode causar anemia megaloblástica no sangue periférico e na medula óssea, degeneração combinada subaguda da medula espinhal, polineuropatia, lesão do nervo ótico, glossite, demência, trombose e infertilidade em crianças. A possibilidade de deficiência de vitamina B12 deve ser cuidadosamente monitorizada, uma vez que pode prejudicar o desenvolvimento do cérebro e o crescimento geral, o que pode levar a incapacidades permanentes. O aumento das concentrações de metilfolato no sistema nervoso com a inativação simultânea da vitamina B12 pode produzir os efeitos neurotóxicos do óxido nitroso.

Tendências recentes

- Terapias combinadas

- PO midazolam com sedação por inalação de óxido nitroso: Proporciona mais conforto aos pacientes pediátricos dentários e aos operadores durante as fases críticas do tratamento dentário [148].
- Sedação consciente por inalação de mistura de sevoflurano e óxido nitroso: As crianças seriam poupadas a uma anestesia geral se lhes fosse administrada uma mistura de sevoflurano e óxido nitroso em vez de apenas óxido nitroso.[149]

A sedação consciente é uma ferramenta essencial em Odontopediatria para gerir a ansiedade e assegurar a cooperação do paciente durante os procedimentos dentários. Permite um estado de relaxamento enquanto mantém os reflexos de proteção, permitindo um tratamento seguro e eficaz. Os dentistas devem ter conhecimentos sobre os protocolos de sedação e as necessidades do doente para garantir a segurança e o conforto. Ao utilizar a sedação consciente de forma adequada, os dentistas pediátricos podem prestar cuidados de elevada qualidade, minimizando o medo e o desconforto dos pacientes jovens.

SEDAÇÃO INTRAMUSCULAR E SUAS TENDÊNCIAS RECENTES

A sedação intramuscular (IM) é uma técnica fundamental em Odontopediatria, concebida para gerir a ansiedade e assegurar a cooperação de pacientes jovens durante os procedimentos dentários. A sedação IM é uma ferramenta valiosa para atenuar estes desafios, proporcionando um efeito sedativo controlado e previsível que garante uma experiência dentária tranquila e segura. A utilização da sedação IM envolve a administração de fármacos sedativos diretamente no músculo, oferecendo um início mais rápido e uma absorção mais fiável em comparação com a sedação oral. O objetivo principal é criar um ambiente calmo e controlável onde os procedimentos dentários possam ser realizados de forma eficiente e segura. No entanto, a administração de sedação IM requer um conhecimento profundo das propriedades farmacológicas dos agentes sedativos utilizados, bem como uma consideração cuidadosa do historial médico e das necessidades específicas de cada doente.[15]

Indicações[15]

- Ansiedade grave ou medo de procedimentos dentários: As crianças que apresentam uma ansiedade ou fobia dentária extrema podem beneficiar da sedação IM.
- Comportamento não cooperativo: A sedação IM é particularmente útil para pacientes jovens que não conseguem cooperar durante os procedimentos dentários.
- Necessidades especiais de cuidados de saúde: As crianças com deficiências

físicas, de desenvolvimento ou cognitivas, como perturbações do espetro do autismo e paralisia cerebral, podem necessitar de sedação IM para facilitar um tratamento dentário seguro e eficaz.

- Falta de eficácia com outros métodos de sedação: Nos casos em que outros métodos de sedação, como a sedação oral ou por inalação, se revelaram ineficazes ou inadequados, a sedação IM pode ser indicada como uma abordagem alternativa.
- Contra-indicações médicas para outras formas de sedação ou anestesia geral: Algumas crianças podem ter problemas de saúde que contra-indicam a utilização de determinados métodos de sedação ou anestesia geral. A sedação IM pode oferecer um método mais seguro alternativa nestas situações.

Contra-indicações[15]

- Reacções alérgicas: Uma alergia conhecida ao agente sedativo que está a ser administrado constitui uma contraindicação significativa.
- Problemas cardiovasculares: As crianças com problemas cardiovasculares significativos podem correr o risco de sofrer complicações com a sedação.
- Perturbações da coagulação: As crianças com perturbações hemorrágicas ou que estejam a receber terapêutica anticoagulante podem correr o risco de sofrer complicações hemorrágicas com a injeção IM.
- Infeção no local da injeção: Se existir uma infeção ou inflamação no local onde a injeção IM vai ser administrada, esta é contra-indicada para evitar exacerbar a infeção ou causar mais complicações.

- Condições médicas instáveis: As crianças com condições médicas instáveis ou que estejam gravemente doentes podem não ser candidatas adequadas à sedação IM.
- Considerações sobre idade e peso: As crianças muito pequenas ou as que têm peso a menos podem ter uma farmacocinética e farmacodinâmica diferentes, tornando a sedação IM menos previsível.

Vantagens[15]

- Rápido início de ação: A sedação IM proporciona normalmente um início rápido de ação, o que é benéfico em situações em que é necessária uma sedação imediata.
- É necessária menos cooperação do doente: Ao contrário dos métodos de sedação oral ou por inalação, que requerem um certo nível de cooperação do doente, a sedação IM pode ser administrada sem que a criança precise de participar ativamente no processo.
- Adequado para situações de emergência: Nos casos em que o acesso intravenoso (IV) é difícil ou impossível, a sedação IM pode ser uma alternativa prática para

  administrar agentes sedativos de forma rápida e eficaz.
- Dosagem controlada: A sedação IM permite uma dosagem mais controlada de agentes sedativos em comparação com a administração oral.
- Útil para doentes com necessidades especiais: As crianças com deficiências físicas ou mentais que podem não tolerar outras formas de sedação podem beneficiar da sedação IM.

- Duração mais longa do efeito: a sedação IM pode proporcionar uma duração mais longa da sedação em comparação com algumas outras vias.

Desvantagens[15]

- Procedimento invasivo: A sedação IM requer uma injeção, o que pode ser perturbador para as crianças.
- Incapacidade de titulação das doses: Uma vez administrado um sedativo IM, este não pode ser facilmente titulado ou ajustado.
- Potencial de dor e desconforto: O local da injeção pode causar dor, inchaço ou desconforto, o que pode ser particularmente preocupante em crianças.
- Risco de complicações: Existem riscos associados às injecções IM, incluindo infeção, hemorragia e potenciais danos nos nervos. Estes riscos podem ser maiores nas crianças devido à sua menor massa muscular e às diferenças anatómicas.
- Controlo limitado sobre a profundidade da sedação: A sedação IM permite um menor controlo sobre o nível de sedação. Este facto pode levar a situações em que a criança não é sedada ou é sedada em excesso.
- Tempo de recuperação mais longo: Os efeitos da sedação IM podem durar mais tempo do que o desejado, levando a tempos de recuperação prolongados, podendo exigir monitorização e cuidados adicionais após o procedimento, o que pode ser inconveniente tanto para o prestador de cuidados de saúde como para a família.

Locais de administração[15,78,150,151]

Os locais recomendados para a administração de sedação intramuscular

(IM) em crianças e bebés incluem normalmente os seguintes:

- Deltoide

O músculo deltoide está localizado na parte superior do braço e pode ser utilizado para injecções IM em crianças mais velhas e adolescentes. No entanto, é menos utilizado em bebés devido à menor massa muscular e ao risco de lesão do nervo radial.

O músculo deltoide é facilmente acessível no terço superior do braço. A injeção é administrada entre as porções superior e inferior do músculo deltoide (Figura 16), evitando assim o nervo radial. O deltoide pode acomodar volumes de até 1 ml a 3 ml em crianças e até 4 ml em adolescentes sem distorção ou dissecção das fibras musculares.

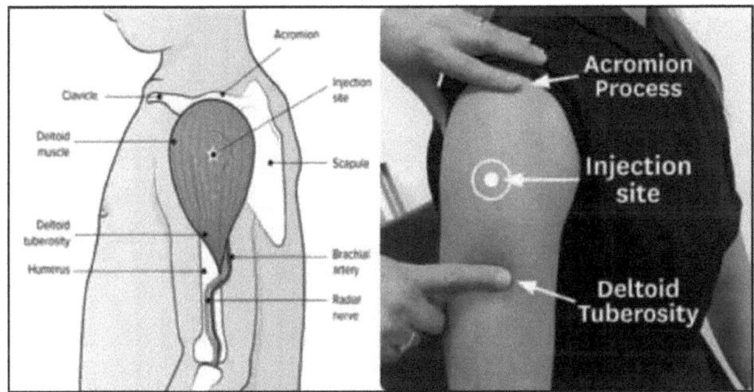

Figura 16: Local da injeção IM no deltoide

- Vasto lateral

Este é o local mais frequentemente recomendado para injecções IM em bebés e crianças pequenas. O vasto lateral (VL) está localizado na parte externa da coxa e é preferido devido à sua grande massa muscular e facilidade de acesso. É particularmente adequado para bebés com menos de 2 anos de idade.

O local para a injeção no músculo VL é uma faixa retangular estreita que corre ao longo da face lateral anterior da coxa (Figura 17, 18). A região começa aproximadamente um palmo acima do joelho e vai até à mesma distância abaixo do trocânter maior do fémur. A LV pode acomodar volumes de até 1 mL a 2 mL em lactentes e de até 2 mL a 3 mL em crianças e até 5 mL em adolescentes sem distorção ou dissecção de fibras musculares.

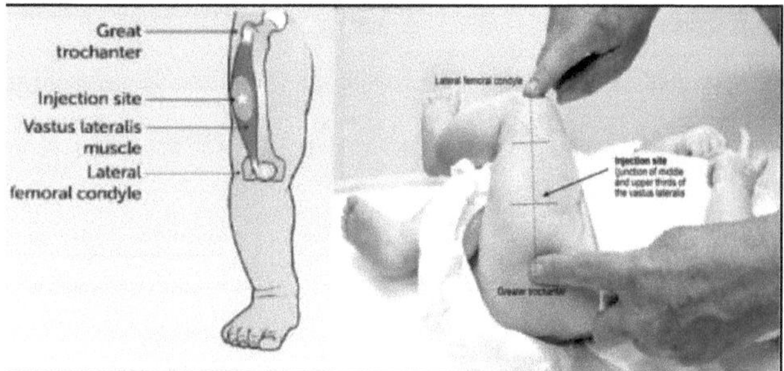

Figura 17: Local da injeção IM do músculo vasto lateral

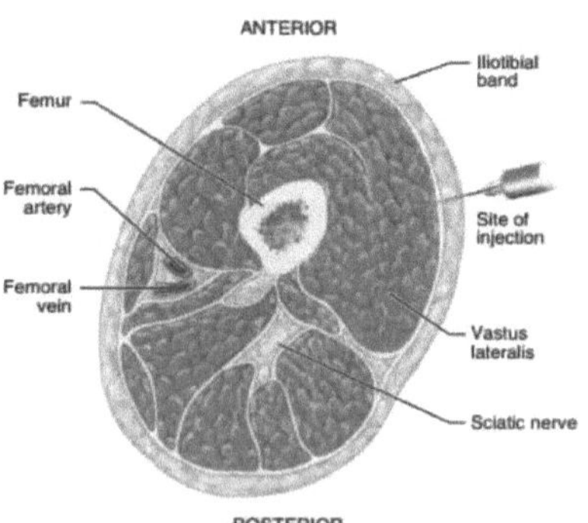

Figura 18: Secção transversal do local de injeção da LV

- Região ventroglútea

O glúteo médio (GM) está localizado por baixo do glúteo máximo na região ventroglútea. O local situa-se entre três pontos de referência ósseos que são normalmente palpados com bastante facilidade, que são a espinha ilíaca ântero-superior, a crista ilíaca e o trocânter maior do fémur (Figura 19). Anatomicamente, esta região encontra-se a alguma distância do nervo ciático e de outras estruturas anatomicamente importantes. Pode ser utilizada para injecções IM em crianças mais velhas. No entanto, este local é menos frequentemente recomendado para bebés devido ao risco de lesão do nervo ciático e ao potencial de complicações.

O GM pode acomodar volumes de até 1 ml em bebés, 1 ml a 3 ml em crianças e até 5 ml em adolescentes sem distorção ou dissecção das fibras musculares.

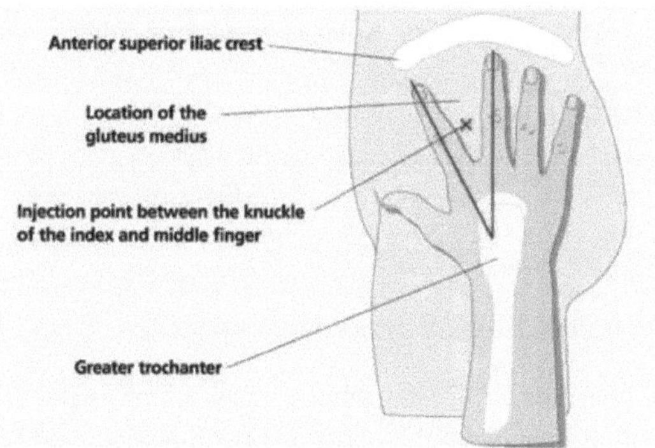

Figura 19: Região ventroglútea Local da injeção IM

- Sedação submucosa

Uma variação da sedação IM chamada sedação submucosa (SM) tem sido utilizada em Odontopediatria. Na técnica SM, é injetado um medicamento na membrana mucosa da prega bucal maxilar ou mandibular. A sedação com SM é uma técnica utilizada em Odontopediatria para gerir o comportamento e a ansiedade dos pacientes jovens durante os procedimentos dentários, proporcionando um início rápido da sedação, administração localizada e um ambiente controlado para o tratamento dentário. A sedação SM é particularmente útil para procedimentos curtos ou situações em que se pretende um início e recuperação rápidos (Figura 20).[15]

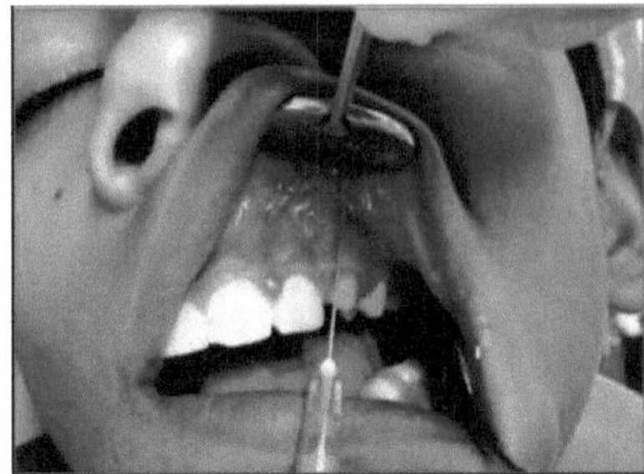

Figura 20: Sedação submucosa

Armamentarium[15,152]

Os elementos necessários para a administração de medicamentos IM são os seguintes

- Seringa esterilizada e descartável (1 a 2 ml)
- Agulha (calibre 22-25) de comprimento adequado
    - Para bebés: 22-25 mm durante a agulhagem ou agulha de 16 mm (5/8 polegadas) durante o estiramento da pele
    - Para crianças pequenas: 25 mm (1 polegada)
    - Para crianças e adolescentes: 25 a 38 mm (1 a 1,5 polegadas)
- Gaze esterilizada ou cotonete
- Solução anti-séptica à base de álcool
- Ligadura do tipo "Band-Aid
- Medicamento pretendido

- A agulha segura e a unidade de eliminação de resíduos

Técnica[15]

O local de injeção apropriado para a injeção IM deve ser selecionado. Depois de despir o doente, se necessário, o dentista deve palpar cuidadosamente o local em cada doente para determinar os pontos anatómicos precisos. Do ponto de vista da propriedade e do ponto de vista médico-legal, é importante que o dentista tenha outro membro da equipa presente na sala de tratamento durante a injeção. Especialmente se o doente for do sexo oposto ao do dentista. Seguem-se instruções passo a passo para a administração de uma injeção IM:

- Limpar bem a pele com um anti-sético adequado. Aplicar fricção enquanto limpa a área com movimentos circulares do local da injeção para fora. Deve deixar-se secar o anti-sético antes da injeção. A injeção numa área húmida pode introduzir o antissético nos tecidos, o que provocará desconforto e, possivelmente, irritação dos tecidos.
- Agarrar o tecido a injetar com uma mão, mantendo o tecido esticado. Segurando a seringa com um punho em forma de dardo, introduzir a agulha até à profundidade adequada (profundamente no tecido muscular) com um movimento rápido. Embora a profundidade de inserção varie de doente para doente, a agulha não deve ser inserida mais do que aproximadamente 3/4 do seu comprimento no tecido por razões de segurança.
- Com a agulha na profundidade correta, aspirar puxando ligeiramente o êmbolo da seringa para trás para determinar se a ponta da agulha se encontra no lúmen de um vaso sanguíneo. Rodar a seringa um quarto de volta e voltar

a aspirar para garantir que a ponta da agulha não estava encostada à parede de um vaso. Se, em qualquer momento, aparecer sangue na seringa, retirar a seringa do tecido e preparar um local de injeção diferente.

- Após uma aspiração negativa, injetar o medicamento lentamente. A injeção rápida provoca um maior desconforto no doente e deve ser evitada. Libertar a pressão que foi mantida sobre os tecidos durante a inserção da agulha. A manutenção da pressão durante a injeção do medicamento pode forçar a solução a recuar ao longo do percurso de inserção da agulha nos tecidos subcutâneos (SC), causando irritação dos tecidos.
- Retirar lentamente a agulha do tecido, segurando uma gaze seca e esterilizada com a outra mão. Colocar a gaze seca sobre o ponto de punção durante cerca de 2 minutos para evitar hemorragias. Após este período, pode ser colocada uma ligadura sobre o local. A agulha e a seringa usadas devem ser eliminadas num recipiente para objectos cortantes.
- Massajar ou esfregar o local da injeção para aumentar o fluxo sanguíneo na zona e acelerar a absorção do medicamento.
- Registar no processo do doente a data, a hora da injeção, o local da injeção, o medicamento utilizado e a dose.
- Observar o doente durante o período pós-injeção de MIM para detetar o início da sedação e/ou acções indesejáveis (por exemplo, síncope, sobredosagem e alergia).

Medicamentos utilizados na sedação IM

- Midazolam[15,153,154]

O midazolam actua aumentando o efeito do neurotransmissor ácido gama-aminobutírico (GABA) no recetor GABA-A do cérebro. Isto resulta em efeitos sedativos, ansiolíticos, relaxantes musculares e amnésticos que ajudam a acalmar a criança e a reduzir o desconforto durante os procedimentos dentários.

Início: 5-10 minutos. Tempo de ação: 30-60 minutos. Meia-vida: 1,5-3 horas.

Dosagem:

- IM: 0,1-0,5 mg/kg
- Dose única máxima recomendada: 10 mg

Disponível como:

- Frasco: Midaz, Versed, Dormicum, Hypnovel (1mg/1mL e 5mg/5mL)

Efeitos secundários: O midazolam IM pode causar náuseas, vómitos e dor localizada no local da injeção. Pode também causar depressão respiratória, reacções paradoxais e sonolência em crianças. O agente de reversão do midazolam é o flumazenil.

- **Prometazina**[2,15]

O cloridrato de prometazina é um derivado da fenotiazina. As indicações para a utilização da prometazina incluem o tratamento de reacções alérgicas, enjoo, como antiemético e como sedativo pré-operatório. A injeção SC está contra-indicada porque a prometazina produz uma irritação localizada dos tecidos que pode levar a necrose e descamação. A prometazina é eficaz no tratamento de crianças com menor grau de ansiedade quando utilizada como único medicamento em Odontopediatria.

Início: Dentro de 15-60 minutos. Tempo de ação: 3-4 horas. Meia-vida: 10-14 horas. Dosagem:

- IM: 1 mg/kg
- Dose única máxima recomendada: 50 mg Disponível como:
- Ampola: Phenergan (25 e 50 mg/mL)

Efeitos secundários: A prometazina IM pode causar sonolência, tonturas, boca seca e visão turva, depressão respiratória, reacções alérgicas graves e movimentos musculares involuntários. Não existe um agente de reversão específico para a prometazina.

- **Hidroxizina**[2,15]

A hidroxizina actua como um depressor do sistema nervoso central com efeitos anticolinérgicos, anti-histamínicos, antieméticos e ansiolíticos. Funciona através do bloqueio dos receptores H1 da histamina e tem um efeito sedativo devido à sua ação no sistema nervoso central. Tal como a prometazina, a hidroxizina como agente único revelar-se-á eficaz no tratamento de graus menores de ansiedade (por exemplo, sedação mínima).

Início: Dentro de 15-30 minutos. Tempo de ação: 2-3 horas. Meia-vida: 7-10 horas. Dosagem:

- IM: 1 mg/kg
- Dose única máxima recomendada: 100 mg Disponível como:
- Ampola: Atarax, Vistaril (25 e 50 mg/mL) em ampolas de 1 ml

- Frasco para injectáveis: 50 mg/mL em frascos de dose múltipla de 10 ml

Efeitos secundários: A hidroxizina IM pode causar sonolência, boca seca, tonturas, hipotensão, retenção urinária e confusão, com efeitos secundários raros mas graves, incluindo reacções alérgicas graves e movimentos musculares involuntários. A hidroxizina não possui um agente de reversão específico.

- Fentanil[2,15]

O fentanilo é um opióide sintético potente, utilizado principalmente no tratamento da dor. O fentanil é um analgésico opióide de início rápido e curta duração, com acções clínicas qualitativas semelhantes às da morfina e da meperidina. O fentanil é significativamente mais potente. 1 mg de fentanilo é equivalente a 100 mg de morfina ou 750 mg de meperidina, o que o torna um dos opiáceos mais fortes disponíveis. O Fentanil IM utilizado por um dentista com formação adequada é um medicamento útil para o controlo da dor e da ansiedade.

Início: Dentro de 7-10 minutos. Tempo de ação: 2-4 horas. Meia-vida: 3-7 horas.

Dosagem:

- IM: 2-4 gg/kg
- Dose única máxima recomendada: 2 mg Disponível como:
- Ampola: Sublimaze (0,05 mg/mL em ampolas de 2 e 5 ml)

Efeitos secundários: O fentanil IM pode causar depressão respiratória, bradicardia, hipotensão, náuseas, vómitos, sonolência, rigidez muscular e obstipação em crianças. O agente de reversão do fentanil é a naloxona.

- **Meperidina**[2,15]

A meperidina foi sintetizada pela primeira vez em 1939 e foi estudada como um agente semelhante à atropina. As suas propriedades analgésicas foram rapidamente reconhecidas e as suas propriedades semelhantes à atropina são atualmente enumeradas como efeitos secundários do medicamento. O início de ação da meperidina é rápido e a duração da ação é mais curta. A meperidina era o ACO mais utilizado em medicina dentária antes da introdução do fentanil. O seu início clínico e a duração da sua ação são bastante adequados à consulta dentária típica.

Início: Dentro de 10-15 minutos. Tempo de ação: 2-4 horas. Meia-vida: 3-5 horas.

Dosagem:

- IM: 1-2 mg/kg
- Dose única máxima recomendada: 100 mg

Disponível como:

- DemerolZPethidine: Ampolas e frascos para injectáveis (25, 50, 75 e 100 mg/mL)

<u>Efeitos secundários</u>: A meperidina IM pode causar depressão respiratória, náuseas, tonturas e hipotensão. Com a utilização repetida, pode também causar neurotoxicidade devido à acumulação de normeperidina, que pode provocar tremores e convulsões. O agente de reversão da meperidina é a naloxona.

- **Cetamina**[15,155]

A cetamina é um derivado da fenciclidina que provoca um antagonismo não competitivo do recetor N-metil-D-aspartato que impede a descarga do neurotransmissor excitatório glutamato. Exerce os seus efeitos anestésicos, amnésicos e analgésicos através da interrupção das vias de associação cerebral e da depressão dos tractos talamocorticais. O sistema reticular ativador, o sistema límbico e a medula são pouco afectados. Atualmente, a cetamina é o único agente sedativo dissociativo utilizado na prática clínica. Pode ser utilizada como única intervenção farmacológica para procedimentos dolorosos. A cetamina pode ser utilizada para produzir um estado de anestesia geral ou em doses subanestésicas para induzir um estado semelhante à sedação. O estado de inconsciência produzido pela cetamina difere significativamente do produzido pelos anestésicos gerais mais tradicionais.

Início: Dentro de 5-8 minutos. Tempo de ação: 15-30 minutos. Meia-vida: 2-4 horas. Dosagem:

- IM: 4-5 mg/kg
- Dose única máxima recomendada: 5 mg/kg

Disponível como:

- Ampola: Ketalar (10, 50, 100 mg/mL)

<u>Efeitos secundários</u>: A cetamina IM pode causar sonhos vívidos, alucinações, confusão ao acordar, aumento da tensão arterial e do ritmo cardíaco, bem como potencial depressão respiratória. A cetamina não tem um agente de reversão específico, pelo que os efeitos secundários são geridos com cuidados de apoio.

Tendências recentes

1. **Dexmedetomidina**[120,156]

A dexmedetomidina, vulgarmente designada por Dexmed, é um agonista alfa-2 adrenérgico seletivo utilizado para sedação, especialmente em cuidados intensivos e em procedimentos. Ganhou popularidade devido às suas propriedades sedativas, ansiolíticas e analgésicas, sem causar uma depressão respiratória significativa, o que a torna uma escolha ideal para o tratamento de doentes pediátricos ansiosos ou não cooperantes durante os procedimentos dentários. A dexmedetomidina IM é uma alternativa eficaz e segura para a sedação de procedimentos na clínica dentária e para a sedação pré-operatória em crianças submetidas a reabilitação dentária completa.

Início: Dentro de 15-20 minutos. Tempo de ação: 1-2 horas. Meia-vida: 2-3 horas.

Dosagem:

- IM: 0,5-2 µg/kg
- Dose única máxima recomendada: 2,5 µg/kg Disponível como:
- Ampola: Dextomid (100 µg/mL, 50 µg/0,5 mL)

Efeitos secundários: A dexmedetomidina IM pode causar efeitos secundários como xerostomia, bradicardia, hipotensão, náuseas, vómitos, agitação paradoxal e sedação que pode ser mais profunda ou mais duradoura do que o pretendido. O agente de reversão da dexmedetomidina é o atipamezole.

2. **Terapias de combinação**

- Hidroxizina IM com opiáceos ou óxido nitroso: Proporciona uma sedação moderada para tratar a ansiedade grave. Potencia as acções depressoras do SNC dos opiáceos e dos barbitúricos, o que permite reduzir as suas dosagens até 50%. [15]

- Meperidina IM com Prometazina IM: É eficaz no tratamento de crianças com extrema apreensão ou de crianças perturbadoras e incontroláveis. A dose do opióide deve ser reduzida em 25% a 50% quando a prometazina é combinada com um opióide. [15]
- SM Midazolam com hidrato de cloral PO e óxido nitroso: Melhora a qualidade da sedação sem comprometer a segurança. O comportamento calmo aumenta e o comportamento de luta diminui. [157]
- Cetamina IM com Dexmedetomidina: É eficaz e segura para facilitar a indução de AG para reabilitação oral completa [158].
- Combinação SC MidazolamZKetamine: proporciona uma sedação moderada boa e segura a crianças não cooperantes submetidas a tratamento dentário[159].

A sedação IM em Odontopediatria é um método valioso para gerir a ansiedade e assegurar a cooperação do paciente durante os procedimentos dentários. Oferece uma opção segura e eficaz para crianças pouco cooperantes ou ansiosas. A utilização de terapias combinadas aumenta a sedação, minimizando os efeitos secundários. No entanto, a seleção cuidadosa dos pacientes, a dosagem exacta e a monitorização vigilante são essenciais para garantir a segurança e a eficácia . A sedação IM continua a ser uma técnica fundamental nos cuidados dentários pediátricos, contribuindo para uma experiência de tratamento mais controlada e confortável para os pacientes jovens.

SEDAÇÃO INTRAVENOSA E SUAS TENDÊNCIAS RECENTES

A sedação intravenosa (IV) é uma modalidade importante em Odontopediatria, oferecendo um método controlado e eficaz para gerir a ansiedade e o medo em pacientes jovens. Permite um nível de sedação mais profundo em comparação com as técnicas de sedação por inalação, mantendo simultaneamente um nível de consciência que permite a cooperação do paciente. É particularmente adequada para crianças que apresentam uma ansiedade dentária extrema ou que necessitam de um trabalho dentário extenso.

Em 1628, William Harvey lançou grande parte das bases para o futuro da medicação intravenosa com a publicação dos resultados de experiências sobre a circulação do sangue. Harvey afirmou que existia uma circulação contínua de sangue num sistema fechado[160].

Niels Bjorn Jorgensen foi provavelmente a primeira pessoa a utilizar a via intravenosa para administrar o que o próprio Jorgensen designou por pré-medicação intravenosa. Jorgensen aperfeiçoou a técnica de administração de barbitúricos intravenosos e combinou a administração de pentobarbital com um opióide (meperidina) e um anticolinérgico (escopolamina). Esta técnica foi utilizada pela primeira vez em 1945 na Faculdade de Medicina da Universidade de Loma Linda.

Em 1955, esta técnica para produzir sedação intravenosa foi ensinada pela primeira vez aos alunos do terceiro ano da Faculdade de Medicina Dentária de Loma Linda, onde tem sido ensinada a todas as turmas seguintes. Esta técnica tornou-se gradualmente conhecida como a "técnica de Loma Linda" e é agora conhecida como a "técnica de Jorgensen", em homenagem a Niels Bjorn Jorgensen, que é o fundador e o pai da sedação intravenosa em medicina dentária[161].

Indications[15,78,162]

- Ansiedade dentária grave: A sedação intravenosa é benéfica para as crianças que têm um medo dentário significativo, o que faz com que seja difícil submeterem-se ao tratamento sem uma ansiedade acrescida.
- Procedimentos dentários extensos ou complexos: A sedação intravenosa é frequentemente necessária para procedimentos dentários mais longos ou mais invasivos, assegurando a cooperação do paciente e um mínimo de movimentos.
- Comportamento não cooperativo: As crianças com problemas de comportamento, atrasos de desenvolvimento ou necessidades especiais podem necessitar de sedação intravenosa para facilitar um tratamento dentário seguro e eficaz.
- Tentativas falhadas com outros métodos de sedação: Quando outras técnicas de sedação, como o óxido nitroso ou a sedação oral, são insuficientes para atingir os níveis de sedação desejados, pode ser considerada a sedação intravenosa.
- Condições médicas: As crianças com determinadas condições médicas, como problemas cardiovasculares ou perturbações do desenvolvimento neurológico, podem beneficiar da sedação intravenosa.
- Necessidade de início e titulação rápidos: A sedação intravenosa é indicada quando o médico necessita de um controlo preciso do nível de sedação,

permitindo ajustes rápidos durante o procedimento.

Contra-indicações[15,78,162]

- Condições respiratórias graves: As crianças com asma não controlada, apneia obstrutiva do sono ou outros problemas respiratórios significativos correm um risco acrescido de depressão respiratória durante a sedação intravenosa.
- Alergia a agentes sedativos: Uma hipersensibilidade ou alergia conhecida aos medicamentos utilizados na sedação IV é uma contraindicação, uma vez que pode resultar em reacções alérgicas potencialmente fatais.
- Falta de acesso intravenoso: A sedação intravenosa requer um acesso venoso fiável e, nos casos em que o acesso não pode ser estabelecido ou mantido, a técnica está contra-indicada.
- Doença cardiovascular significativa: As crianças com problemas cardíacos instáveis ou graves podem não tolerar os efeitos cardiovasculares da sedação intravenosa, tais como alterações do ritmo cardíaco ou da tensão arterial.
- Comportamento não cooperativo para acesso IV: Se uma criança for extremamente não cooperante e incapaz de tolerar a punção venosa para acesso IV, isso pode ser uma contraindicação para prosseguir com a sedação IV.
- Certos distúrbios neurológicos: As crianças com perturbações convulsivas não controladas ou com determinadas doenças neuromusculares podem correr um maior risco de complicações durante a sedação intravenosa.

Advantages[15,78,162,163]

- Rápido início de ação: A sedação IV proporciona um efeito sedativo de ação rápida, permitindo uma gestão rápida de doentes pediátricos ansiosos e um controlo imediato da profundidade da sedação.
- Titulação e controlo: A capacidade de titular os medicamentos em tempo real oferece um controlo preciso do nível de sedação, garantindo que a criança se mantém confortável e cooperante durante todo o procedimento.
- Sedação mais profunda: A sedação intravenosa oferece um efeito sedativo mais profundo em comparação com os métodos orais ou por inalação, o que a torna adequada para tratamentos dentários mais longos, mais invasivos ou complexos.
- Diminuição das perturbações motoras: Muitos dos fármacos administrados por via intravenosa para sedação diminuem efetivamente as perturbações motoras (por exemplo, atividade convulsiva e paralisia cerebral), tornando esta via vantajosa para os doentes com tendência para convulsões.
- Redução do reflexo de vómito: A sedação intravenosa pode ajudar a suprimir o reflexo de vómito, o que é benéfico durante os procedimentos que envolvem a cavidade oral posterior, aumentando o conforto do doente e tornando o tratamento mais eficiente.
- Menos sedações falhadas: Em comparação com a sedação oral ou por inalação, a sedação intravenosa é mais previsível e tem uma menor probabilidade de falha da sedação, o que leva a menos interrupções no tratamento.

Desvantagens[15,78]

- Necessidade de acesso venoso: A sedação intravenosa requer um acesso venoso fiável, o que pode ser difícil em crianças pequenas, especialmente se estiverem ansiosas ou não cooperarem, o que pode provocar atrasos ou complicações.
- Maior risco de complicações: A sedação intravenosa acarreta um maior risco de complicações, como depressão respiratória, hipotensão ou reacções alérgicas, em comparação com técnicas de sedação menos invasivas.
- Requer formação especializada: A administração de sedação intravenosa exige formação avançada e certificação, o que a torna menos comum em ambientes dentários pediátricos de rotina.
- É necessária uma monitorização intensiva: A sedação intravenosa exige uma monitorização contínua dos sinais vitais da criança, como a saturação de oxigénio, a frequência cardíaca e a pressão sanguínea, o que requer equipamento e pessoal adicionais.
- Tempo de recuperação pós-sedação: As crianças submetidas a sedação intravenosa podem passar por períodos de recuperação prolongados e sonolência persistente que requerem cuidados e supervisão pós-operatórios cuidadosos.
- Custo: A maior complexidade da sedação intravenosa resulta frequentemente em custos mais elevados para o procedimento, tanto em termos de equipamento como de honorários profissionais, o que pode ser um fator limitativo para algumas famílias.

Locais de administração[15]

Os locais recomendados para a administração de sedação intravenosa (IV) em crianças e bebés incluem normalmente os seguintes:

- Dorso da mão

O dorso da mão é um local preferido nas crianças devido à sua relativa acessibilidade e segurança. As veias nesta área são superficiais e é menos provável que haja artérias ou nervos nas proximidades. As técnicas de imobilização, como segurar a mão num punho, podem ajudar a estabilizar as veias que podem ser mais móveis nas crianças. O Y invertido formado pela fusão de duas veias é a configuração ideal para a punção venosa (Figura 21).

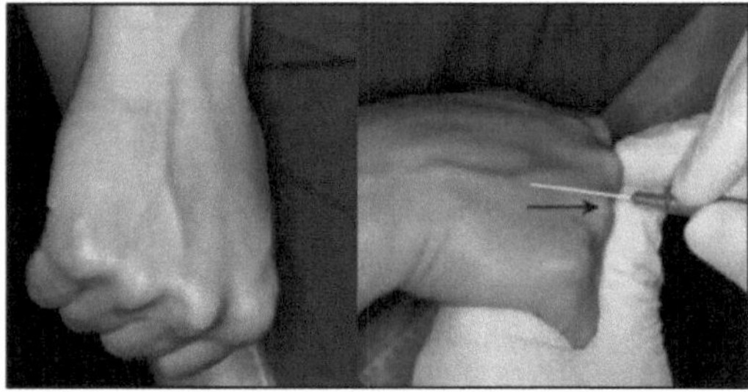

Figura 21: Dorsal da mão Local IV

- Antebraço ventral

O antebraço ventral é um local de punção venosa recomendado devido às suas veias menos móveis em comparação com o dorso da mão e o pulso. A agulha é colocada diretamente sobre a veia num ângulo de 30°, avançando depois para a pele e a veia (Figura 22). Assim que o sangue entra no tubo, a agulha é baixada paralelamente à pele e avançada ligeiramente mais. Durante o procedimento, o polegar do dentista deve puxar a pele por baixo do local de entrada para ajudar a inserção da agulha. A imobilização não é necessária para este local.

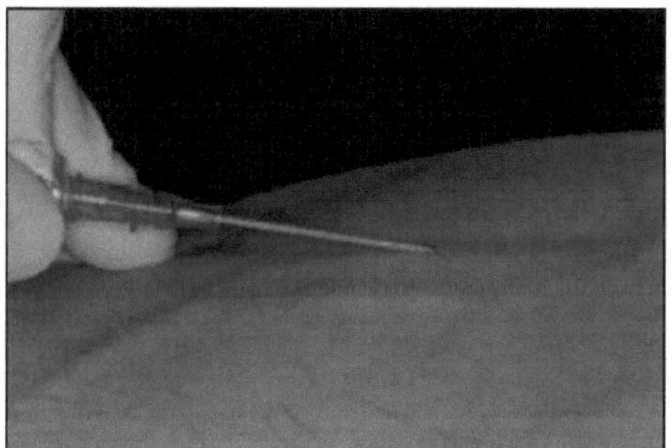

Figura 22: Local IV no antebraço ventral

- **Dorso do pulso**

A técnica de punção venosa no dorso do pulso é idêntica à que acaba de ser descrita para o dorso da mão. É extremamente raro encontrar a configuração em Y invertido no pulso; no entanto, quando está presente, recomenda-se a sua utilização. A utilização de um dispositivo de imobilização é necessária se for utilizada uma agulha rígida neste local.

- **Fossa Antecubital**

A punção venosa na fossa antecubital (Figura 23) segue a mesma técnica que no antebraço ventral, mas é necessária a imobilização da articulação se for utilizada uma agulha metálica rígida. Os cateteres de demora flexíveis não necessitam de imobilização. Recomenda-se a imobilização da articulação antes da punção venosa para evitar movimentos acidentais que possam deslocar a agulha. Ocasionalmente, as veias nesta área podem ser superficiais e propensas a rolar durante o procedimento. Se tal acontecer, a agulha deve ser inserida pelo lado da veia, à semelhança da técnica utilizada para o dorso da mão.

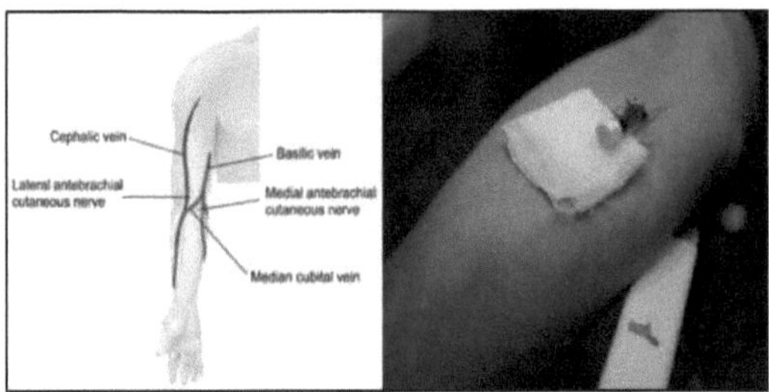

Figura 23: Local da Fossa Antecubital IV

Armamentarium[15,163]

Os elementos necessários para a administração de medicamentos IM são os seguintes

- Material para canulação intravenosa: Cateteres IV ou agulhas borboleta (normalmente 20 ou

calibre 22 para crianças)

- Torniquete: Para ajudar na seleção e dilatação das veias
- Toalhetes com álcool ou solução anti-séptica: Para a preparação do local
- Gaze esterilizada: Para controlo do local
- Fita adesiva ou pensos transparentes (por exemplo, Tegaderm): Para fixar

o cateter

- Seringas: Para lavagem e administração de medicamentos
- Solução salina: Para manter a linha IV
- Recipiente de eliminação de agulhas para a eliminação segura de objectos

cortantes

- Placa de suporte ou imobilizador para impedir o movimento do local da

IV

- Conjunto de administração e fluidos intravenosos:
  - Saco de fluidos IV (por exemplo, solução salina ou dextrose)
  - Câmara de gotejamento e tubagem para administração de fluidos
  - Braçadeira reguladora de fluxo: Para controlar a taxa de administração de fluidos ou medicamentos
- Equipamento de monitorização:
  - Oxímetro de pulso para monitorizar a saturação de oxigénio
  - Manguito de tensão arterial para medir a tensão arterial
  - Estetoscópio precordial ou pré-traqueal para monitorizar os sons respiratórios
  - Capnógrafo para medir os níveis de CO2 expirado durante a sedação
- Equipamento de emergência e suplementar:
  - Fornecimento de oxigénio com máscaras ou cânula nasal
  - Medicamentos de emergência (por exemplo, epinefrina, atropina) e carrinho de emergência
  - Agentes de reversão (por exemplo, flumazenil ou naloxona) para overdoses

Técnica[15]

- Colocar o doente numa posição semi-reclinada ou supina para garantir o conforto e um fluxo sanguíneo ótimo.
- Aplicar um torniquete acima do local de punção venosa selecionado (por

exemplo, dorso da mão, fossa antecubital ou antebraço) para distender as veias.

- Limpar o local da punção venosa com toalhetes anti-sépticos.
- Escolher o cateter intravenoso de tamanho adequado (normalmente de calibre 20 ou 22 nas crianças).
- Introduzir o cateter num ângulo de 30° com o bisel virado para cima. Quando o retorno do sangue for visível na tubagem, baixar o ângulo e avançar o cateter para a veia.
- Libertar o torniquete e fixar o cateter com fita adesiva ou penso transparente.
- Ligar a linha de fluido IV ao cateter e iniciar o fluxo para garantir a permeabilidade.
- Administrar agentes sedativos como midazolam ou propofol através da linha IV, assegurando uma titulação cuidadosa com base na resposta do doente.
- Monitorizar continuamente os sinais vitais do doente durante a sedação, utilizando a oximetria de pulso, a capnografia e a monitorização da pressão arterial.
- Ajustar o nível de sedação, titulando a dose do medicamento conforme necessário para manter a profundidade de sedação desejada.
- Continue a monitorizar a frequência respiratória, a frequência cardíaca e a saturação de oxigénio durante todo o procedimento.
- Manter equipamento de emergência, como oxigénio e agentes de reversão, prontamente disponível.
- Após o procedimento, parar a perfusão e retirar o cateter intravenoso.

- Aplique uma ligeira pressão no local, cubra-o com uma ligadura esterilizada e vigie o doente durante a recuperação.
- Certificar-se de que o doente cumpre os critérios de alta, incluindo sinais vitais estáveis e recuperação total da sedação.

Medicamentos utilizados na sedação intravenosa

- **Midazolam**[15,164]

O midazolam é uma benzodiazepina de ação curta normalmente utilizada para sedação, ansiólise e amnésia em Odontopediatria. Actua aumentando os efeitos do GABA, um neurotransmissor que promove o relaxamento e reduz a ansiedade. Os seus efeitos podem ser facilmente titulados com base na profundidade de sedação necessária. Devido à sua curta duração, permite uma recuperação mais rápida após o procedimento, tornando-o um sedativo preferido para tratamentos dentários mais curtos.

Início: 2-3 minutos. Tempo de ação: 30-60 minutos. Meia-vida: 1,5-3 horas.

Dosagem:

- IV:
  - Dose de indução: 0,05-0,1 mg/kg administrada lentamente durante 2-3 minutos
  - Dose de manutenção: 0,025-0,05 mg/kg a cada 15-30 minutos
- Dose única máxima recomendada: 4 mg Disponível como:
- Frasco: Midaz, Versed, Dormicum, Hypnovel (1mg/1mL e 5mg/5mL)

Efeitos secundários: O midazolam intravenoso pode causar náuseas, vómitos, depressão respiratória, hipotensão, reacções paradoxais (por exemplo, agitação), sonolência e sedação prolongada em alguns casos. O agente de reversão do midazolam é o flumazenil.

- **Fentanil**[15,165]

O fentanil é um potente analgésico opióide sintético amplamente utilizado para o controlo da dor em procedimentos dentários pediátricos. Actua no sistema nervoso central ligando-se aos receptores mu-opióides, produzindo analgesia e sedação. O fentanil é frequentemente utilizado em combinação com outros agentes sedativos, como o midazolam ou o propofol, para aumentar o conforto do doente e reduzir a dor do procedimento. O seu rápido início de ação e a sua curta duração tornam-no ideal para procedimentos curtos em que se pretende uma recuperação rápida.

Início: Dentro de 0,5-1 minutos. Tempo de ação: 30-60 minutos. Meia-vida: 3-7 horas. Dosagem:

- IV:
    - o Dose de indução: 1-2 pg/kg administrada lentamente durante 1-2 minutos
    - o Dose de manutenção: : 0,5-1 pg/kg cada 30-60 minutos
- Dose única máxima recomendada: 50 µg Disponível como:
- Ampola: Sublimaze (0,05 mg/mL em ampolas de 2 e 5 ml)

Efeitos secundários: O fentanil IV pode causar depressão respiratória, bradicardia, hipotensão, náuseas, vómitos, sonolência, rigidez muscular e obstipação em crianças. O agente de reversão do fentanil é a naloxona.

- Diazepam[15]

O diazepam é uma benzodiazepina de ação prolongada, ocasionalmente utilizada em Odontopediatria para sedação devido às suas propriedades ansiolíticas, sedativas, relaxantes musculares e amnésticas. Aumenta os efeitos do neurotransmissor GABA, levando à redução da ansiedade, sedação e efeito calmante. O diazepam é menos utilizado do que outras benzodiazepinas, como o midazolam, devido à sua duração de ação mais longa e ao seu início de ação mais lento.

Início: 1-5 minutos. Tempo de ação: 30-120 minutos. Meia-vida: 30 horas.

Dosagem:

- IV:
  - Dose de indução: 0,1-0,2 mg/kg administrada lentamente durante 1-2 minutos
  - Dose de manutenção: 0,03-0,1 mg/kg de 30 em 30 minutos
- Dose única máxima recomendada: 10 mg

Disponível como:

- Ampola: 5 mg/mL em ampolas de 2 ml
- Frasco para injectáveis: 10 mg/mL em frascos para injectáveis de dose múltipla de 10 ml

Efeitos secundários. O Diazepam IV pode causar náuseas respiratórias, vómitos, depressão, sonolência, sedação prolongada, hipotensão e reacções paradoxais como agitação ou hiperatividade. O agente de reversão do Diazepam é o Flumazenil.

- Cetamina[15,166]

A cetamina é um derivado da fenciclidina que provoca um antagonismo não competitivo do recetor N-metil-D-aspartato que impede a descarga do neurotransmissor excitatório glutamato. Produz um estado conhecido como anestesia dissociativa, caracterizado por analgesia e amnésia profundas. O estado de inconsciência produzido pela cetamina difere significativamente do produzido pelos anestésicos gerais mais tradicionais.

Início: Dentro de 1 minuto. Tempo de ação: 10-15 minutos. Meia-vida: 2-4 horas.

Dosagem:

- IV:
  - Dose de indução: 1-2 mg/kg durante 60 segundos
  - Dose de manutenção: : 1-3 mg/kg cada 60 minutos
- Dose única máxima recomendada: 6 mg/kg Disponível como:
- Ampola: Ketalar (10, 50, 100 mg/mL)

Efeitos secundários: A cetamina IV pode causar hipoxia, depressão respiratória, agitação, arritmia, bradicardia, hipotensão ou hipertensão, aumento das secreções, tremores, náuseas, vómitos e alucinações. A cetamina não possui um agente de reversão específico, pelo que os efeitos secundários são geridos com cuidados de apoio.

- **Propofol**[15,166]

O propofol é um sedativo-hipnótico de ação curta amplamente utilizado em Odontopediatria.

Actua sobre os receptores GABA no cérebro, resultando num rápido início de sedação e inconsciência. O propofol é altamente preferido devido ao seu rápido tempo de recuperação, tornando-o ideal para procedimentos dentários curtos. No entanto, não possui propriedades analgésicas, pelo que é frequentemente combinado com fentanil ou cetamina para controlar a dor durante os procedimentos.

Início: Dentro de 40 segundos. Tempo de ação: 3-5 minutos. Meia-vida: 3-12 horas.

Dosagem:

- IV:
  - Dose de indução: 2 a 2,5 mg/kg em 30-60 segundos
  - Dose de manutenção: 1,5-4,5 mg /kg a cada 60 minutos
- Dose única máxima recomendada: 3 mg/kg

Disponível como:

- Frasco para injectáveis: 10 mg/mL em frascos para injectáveis de dose múltipla de 20 ml

Efeitos secundários: O propofol IV pode causar depressão respiratória, hipotensão e bradicardia e sonolência. Raramente, pode provocar reacções alérgicas ou problemas metabólicos. Não existe um agente de reversão específico para o propofol, pelo que os efeitos secundários são geridos com cuidados de suporte.

Tendências recentes

1. Avanços nos agentes sedativos

- **Dexmedetomidina**[156,167]

A dexmedetomidina, vulgarmente designada por Dexmed, é um agonista alfa-2 adrenérgico seletivo utilizado para sedação, especialmente em cuidados intensivos e em procedimentos. Ganhou popularidade devido às suas propriedades sedativas, ansiolíticas e analgésicas, sem causar uma depressão respiratória significativa, o que a torna uma escolha ideal para o tratamento de doentes pediátricos ansiosos ou não cooperantes durante os procedimentos dentários. A dexmedetomidina IV é uma alternativa eficaz e segura para a sedação de procedimentos e a sedação pré-operatória em crianças submetidas a reabilitação dentária completa.

Início: Dentro de 5 minutos. Tempo de ação: 10-30 minutos. Meia-vida: 2 horas.

Dosagem:

- IV:
  - Dose de indução: 1 pg/kg durante 10-20 minutos
  - Dose de manutenção: 0,2-0,7 pg/kg a cada 60 minutos
- Dose única máxima recomendada: 2,5 pg/kg Disponível como:
- Ampola: Dextomid (100 pg/mL, 50 pg/0,5 mL)

Efeitos secundários: A dexmedetomidina intravenosa pode causar efeitos secundários, tais como xerostomia, bradicardia, hipotensão, náuseas, vómitos, agitação paradoxal e sedação, que pode ser mais profunda ou mais duradoura do que o pretendido. O agente de reversão da dexmedetomidina é o atipamezole.

- Remimazolam[80]

O remimazolam é um sedativo benzodiazepínico administrado por via intravenosa, rapidamente metabolizado, que induz a sedação através da ligação a receptores de neurotransmissores específicos no cérebro. O remimazolam não causa dor no local da injeção e tem um agente de reversão que o torna um potencial candidato a medicamento de sedação primária na sedação pediátrica no futuro.

Início: Dentro de 1-2 minutos. Tempo de ação: 10-30 minutos. Meia-vida: 30 minutos Dosagem:

- IV:
    - Dose de indução: 0,1-0,2 mg/kg administrada durante 1-2 minutos
    - Dose de manutenção: 0,05-0,2 mg/kg a cada 60 minutos
- Dose única máxima recomendada: 0,2 mg/kg Disponível como:
- Frasco para injectáveis: Byfavo (5 mg/mL)

Efeitos secundários: O remimazolam intravenoso pode causar bradicardia, hipotensão, náuseas, vómitos, agitação paradoxal e sedação, que pode ser mais profunda ou mais duradoura do que o pretendido. O agente de reversão do remimazolam é o flumazenil.

- Etomidato[80]

O etomidato aumenta a atividade do GABA, conduzindo a um aumento da condutância do ião cloreto, à hiperpolarização da membrana neuronal e à subsequente sedação e anestesia. É uma opção eficaz para a sedação intravenosa em Odontopediatria oferecendo um início rápido, sedação eficaz com efeitos cardiovasculares mínimos e um perfil de segurança favorável.

Início: 30-60 segundos. Tempo de ação: 5-10 minutos. Meia-vida: 2-5 horas.

Dosagem:

- IV:
    - Dose de indução: 0,2-0,3 mg/kg administrada durante 1 minuto
    - Dose de manutenção: 0,1-0,2 mg/kg a cada 3-5 minutos
- Dose única máxima recomendada: 0,3 mg/kg Disponível como:
- Frasco para injectáveis: Troimidato (2 mg/mL)

Efeitos secundários: O Etomidato IV pode causar depressão respiratória, hipotensão e supressão adrenal devido ao seu efeito na produção de cortisol. Outros efeitos secundários potenciais incluem náuseas, vómitos e movimentos musculares involuntários durante a fase de indução. O Etomidato não possui um agente de reversão específico.

2. Terapias de combinação

- Midazolam IV com cetamina: Verificou-se que é seguro e eficaz. A sua utilização reduziu significativamente a ansiedade dos doentes e dos pais durante os procedimentos de diagnóstico e terapêuticos [168].
- IV Dexmedetomidina com Midazolam: Proporcionou uma alternativa sedativa segura e útil para o tratamento dentário[169].
- Sedação por midazolam IV com sedação por inalação de óxido nitroso: É clinicamente eficaz para o tratamento dentário em crianças.[170]

A sedação intravenosa em Odontopediatria aumenta a capacidade de efetuar procedimentos dentários de forma eficiente, minimizando o desconforto dos pacientes jovens. Compreender as propriedades, a dosagem e a gestão de vários agentes sedativos é essencial para conseguir uma sedação segura e eficaz em crianças. A avaliação adequada do doente, a monitorização e a adesão às diretrizes de dosagem são fundamentais para uma sedação bem sucedida e para a segurança do doente.

ANESTESIA GERAL E SUAS TENDÊNCIAS RECENTES

A anestesia geral (AG) é um estado de inconsciência controlado por um médico, em que os reflexos de proteção são perdidos e o doente experimenta uma imobilidade completa e ausência de sensações. Em Odontopediatria, a AG desempenha um papel crucial na gestão de pacientes jovens que não conseguem cooperar devido à idade, ansiedade, condições médicas ou à complexidade do tratamento dentário necessário. A necessidade de AG é muitas vezes ditada pela incapacidade de técnicas de sedação alternativas, como a sedação oral ou por inalação, para proporcionar uma gestão adequada do doente, especialmente em crianças com ansiedade grave, necessidades especiais de cuidados de saúde ou que requerem uma reabilitação dentária extensa numa única consulta.

Historicamente, a AG em ambientes dentários foi inicialmente encarada com hesitação devido a preocupações com a segurança, particularmente em crianças. No entanto, com os avanços nos agentes anestésicos, tecnologias de monitorização e uma melhor compreensão da fisiologia pediátrica, a AG tornou-se uma opção amplamente aceite e segura para procedimentos dentários pediátricos. É normalmente realizada num hospital ou num centro cirúrgico ambulatório, sob a supervisão de um anestesista ou de um prestador de serviços de anestesia com formação, garantindo a segurança e o bem-estar da criança durante todo o procedimento.

A decisão de utilizar AG não é tomada de ânimo leve. Envolve uma avaliação minuciosa da história clínica da criança, dos factores de risco e da natureza do tratamento dentário. Este capítulo irá explorar as indicações, técnicas anestésicas, protocolos de monitorização e potenciais riscos associados à AG em Odontopediatria, proporcionando uma compreensão abrangente do seu papel na prestação de cuidados dentários seguros e de alta qualidade a crianças que, de outra forma, enfrentariam barreiras significativas ao tratamento.

Indicações[15]

- Necessidades de tratamento dentário extensivo: A AG é indicada para crianças que necessitam de um trabalho dentário significativo, como restaurações múltiplas ou extracções numa única sessão, devido à complexidade e duração do procedimento.

- Crianças pré-cooperativas ou não cooperativas: As crianças pequenas, normalmente com menos de 3 anos de idade, ou as que não podem cooperar devido à idade, ao medo ou ao desenvolvimento cognitivo são os candidatos ideais para a GA, a fim de garantir um tratamento seguro.
- Necessidades especiais de cuidados de saúde: As crianças com problemas de desenvolvimento ou comportamentais, como o autismo ou a síndrome de Down, podem necessitar de AG, uma vez que muitas vezes não toleram os procedimentos dentários convencionais.
- Fobia dentária ou ansiedade extrema: A AG é recomendada para crianças com ansiedade ou fobia dentária grave que não podem ser tratadas com outras técnicas de sedação, como o óxido nitroso.
- Tentativas de sedação falhadas: Quando os métodos de sedação menos invasivos, como a sedação oral ou por inalação, são insuficientes para

controlar o comportamento ou a ansiedade da criança, a AG é o passo seguinte.

- Condições médicas que requerem AG: As crianças com determinadas condições médicas (por exemplo, problemas cardíacos ou respiratórios) que tornam a sedação no consultório arriscada podem beneficiar da segurança da AG num ambiente controlado.

Contra-indicações[15]

- Condições médicas que representam um risco acrescido: Certas doenças sistémicas, como a asma não controlada ou problemas cardiovasculares, podem aumentar os riscos associados à AG, tornando-a inadequada.
- Infeção respiratória recente: As crianças com infecções respiratórias superiores recentes correm um maior risco de complicações das vias respiratórias, como o broncoespasmo durante a GA.
- Recusa dos pais: Os pais podem recusar a AG para o seu filho devido a preocupações com os riscos ou restrições financeiras que exijam outras opções de sedação.
- Alergias graves a agentes anestésicos: As alergias conhecidas a anestésicos como o propofol ou o sevoflurano podem contraindicar a AG devido a potenciais reacções potencialmente fatais.
- Falta de instalações adequadas: A AG não deve ser administrada em clínicas ou locais sem equipamento anestésico e sistemas de monitorização adequados, necessários para a segurança do doente.

Vantagens[15]

- Controlo total do doente: A AG proporciona um controlo total sobre as vias respiratórias e a fisiologia do paciente, permitindo que a equipa dentária trabalhe sem movimentos ou interrupções do paciente, garantindo a segurança da criança.
- Tratamento sem dor: As crianças com idade inferior a GA não sentem dor ou desconforto, o que a torna ideal para procedimentos dentários complexos mais longos sem causar sofrimento à criança.
- Trabalho dentário extenso numa só visita: A GA permite que tratamentos múltiplos ou complexos sejam concluídos numa única sessão, reduzindo o número de visitas e minimizando o stress tanto para a criança como para os pais.
- Ideal para pacientes clinicamente comprometidos: As crianças clinicamente frágeis beneficiam da monitorização apertada que a AG permite, tornando-a uma opção segura para doentes de alto risco.
- Diminuição do trauma e da ansiedade: Como a criança está inconsciente, não se recorda do procedimento, o que ajuda a prevenir o medo ou a ansiedade dentária a longo prazo.

Desvantagens[15]

- Risco acrescido em comparação com a sedação consciente: A AG acarreta riscos mais significativos, como o comprometimento das vias respiratórias, a depressão respiratória ou reacções alérgicas que exigem pessoal e equipamento especializados.

- Ambiente hospitalar ou centro cirúrgico: A AG requer normalmente a administração num hospital ou num centro cirúrgico ambulatório, o que limita a sua acessibilidade e dificulta a marcação de consultas.

- Custo mais elevado: A utilização de anestesistas, equipamento especial e cuidados pós-operatórios contribui para os custos mais elevados da AG, tornando-a menos acessível do que a sedação em consultório.
- Recuperação pós-operatória: Os efeitos secundários comuns, como náuseas, vómitos ou sonolência, podem prolongar a recuperação, exigindo monitorização e cuidados adicionais no pós-operatório.
- Potenciais efeitos cognitivos a longo prazo: Embora as provas ainda estejam a ser investigadas, existem preocupações quanto aos possíveis efeitos cognitivos a longo prazo da GA nos cérebros em desenvolvimento das crianças pequenas, o que constitui uma preocupação para alguns pais.

Armamentarium para Anestesia Geral em Odontopediatria[78,163,171]

1. Sistema de administração de anestesia

- Aparelho de anestesia: Estação de trabalho de anestesia moderna com ventilador integrado. É capaz de fornecer concentrações exactas de anestésicos inalatórios e gases medicinais (Figura 24).
- Fornecimento de gás: Fonte de oxigénio (fornecimento central ou garrafas), fonte de óxido nitroso (se utilizado) e fonte de ar medicinal.
- Vaporizadores: Para agentes anestésicos voláteis (por exemplo, sevoflurano, desflurano). São calibrados e específicos para cada agente (Figura 25).
- Circuito respiratório: Circuitos respiratórios de tamanho pediátrico (por

exemplo, Mapleson F, sistema circular), conectores e adaptadores adequados.

- Sistema de eliminação: Para remover gases anestésicos residuais.

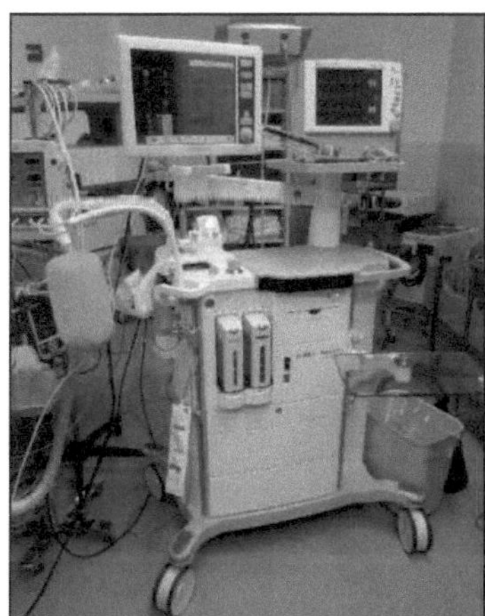

Figura 24: Aparelho de anestesia

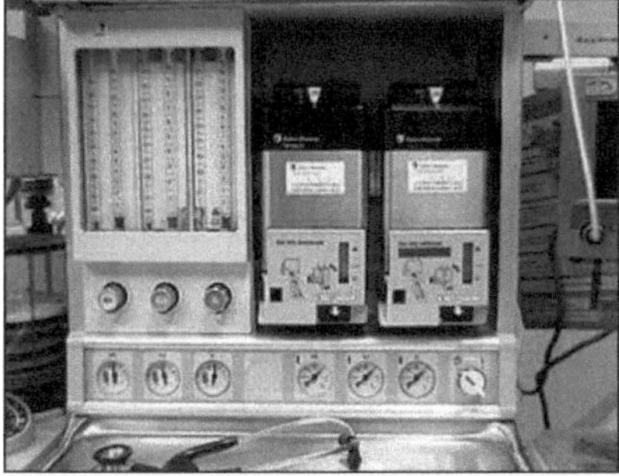

Figura 25: Vaporizadores

2. Equipamento de gestão das vias aéreas

- Tubos endotraqueais: Vários tamanhos de tubos com e sem manga adequados a doentes pediátricos, estiletes para colocação de tubos.
- Laringoscópios: Vários tamanhos e tipos de lâminas (por exemplo, Miller,

Macintosh), videolaringoscópio para vias aéreas difíceis.

- Dispositivos das vias aéreas supraglóticas: Máscara laríngea (LMAs) em tamanhos pediátricos.
- Vias respiratórias orais e nasais: Vários tamanhos adequados para pacientes pediátricos.
- Dispositivo Saco-Válvula-Máscara: Saco auto-insuflável de tamanho pediátrico com reservatório e máscaras faciais adequadas em vários tamanhos.

3. Equipamento de controlo

- Monitor multiparamétrico do doente: ECG (eletrocardiografia), medição da pressão arterial não invasiva, oxímetro de pulso, capnografia (monitorização do CO2 expirado) e monitorização da temperatura.
- Monitor da transmissão neuromuscular: Para avaliar a profundidade do bloqueio neuromuscular se forem utilizados relaxantes musculares.
- Monitor da profundidade da anestesia: por exemplo, monitor BIS (Índice Bispectral), especialmente útil em doentes pediátricos

4. Acesso vascular e administração de fluidos

- Cateteres IV e conjuntos de administração: Cateteres IV de vários tamanhos adequados a doentes pediátricos e conjuntos de administração IV e tubos de extensão.
- Bombas de infusão: Para a administração exacta de fluidos e medicamentos intravenosos.
- Aquecedores de fluidos: Para evitar a hipotermia durante a administração

de fluidos.

5. **Equipamento de emergência e reanimação**

- Desfibrilador com pás/almofadas pediátricas: Capaz de fornecer níveis de energia adequados para pacientes pediátricos.
- Carrinho para vias aéreas difíceis: Inclui equipamento para cricotirotomia

de emergência

- Medicamentos de reanimação: Epinefrina, atropina, bicarbonato de sódio, etc. em doses pediátricas
- Kit de hipertermia maligna: Incluindo dantrolene e outros medicamentos e equipamentos necessários

6. **Medicamentos**

- Anestésicos inalatórios: Sevoflurano, desflurano, etc.
- Anestésicos intravenosos: Propofol, cetamina, etc.
- Opiáceos: Fentanil, remifentanil, etc.
- Relaxantes musculares: Rocurónio, cisatracúrio, etc.
- Agentes de reversão: Neostigmina, sugammadex, etc.
- Anestésicos locais: Para analgesia suplementar (por exemplo, lidocaína,

bupivacaína)

- Antieméticos: Ondansetron, dexametasona, etc.
- Anticolinérgicos: Atropina, glicopirrolato, etc.

7. **Diversos**

- Dispositivos de aquecimento: Cobertores e colchões de aquecimento de ar

forçado.

- Equipamento de sucção: Pontas e tubos de sucção Yankauer.
- Auxiliares de posicionamento: Anéis para a cabeça, pranchas para os braços e materiais de enchimento.
- Dispositivos de teste no local de atendimento: Medidor de glucose no sangue e analisador de gases no sangue arterial (se disponível).

8. Documentação e comunicação

- Sistema de registo de anestesia: Eletrónico ou em papel.
- Protocolos de Emergência e Auxílios Cognitivos: Protocolos facilmente acessíveis para gerir emergências comuns em Anestesia Pediátrica.
- Dispositivos de comunicação: Para contactar ajuda adicional, se necessário.

Técnica

A técnica de AG em Odontopediatria está dividida em cinco fases-chave que são cruciais para garantir a segurança e a eficácia do procedimento. Estas fases orientam o processo desde a preparação do paciente até à recuperação, proporcionando uma abordagem estruturada para gerir a anestesia do início ao fim.

1. Fase pré-operatória
2. Fase de indução
3. Fase de manutenção
4. Fase de emergência
5. Fase de recuperação

1. Fase pré-operatória[163,171]

Esta fase centra-se na preparação do doente, incluindo uma história clínica detalhada, um exame físico e o cumprimento das diretrizes de jejum. Pode ser administrada medicação prévia para aliviar a ansiedade e assegurar uma indução sem problemas.

- **Historial médico**
  - Histórico médico abrangente: Inclui cirurgias anteriores, alergias e reacções à anestesia.
  - Medicamentos actuais: Identificar quaisquer medicamentos que possam interagir com agentes anestésicos ou que exijam ajustes.
  - Doenças sistémicas: Avaliar condições como asma, doenças cardíacas, diabetes ou distúrbios neurológicos que possam afetar a gestão da anestesia.
  - Experiência anestésica anterior: Informe-se sobre quaisquer problemas anteriores com a anestesia, incluindo náuseas, vómitos ou recuperação prolongada.
- **Exame físico**
  - Estado geral de saúde: Avaliar o estado geral de saúde, incluindo o estado nutricional e o crescimento.
  - Avaliação das vias aéreas: Verificar se existem potenciais dificuldades na gestão das vias aéreas (por exemplo, amígdalas grandes, boca pequena ou anomalias craniofaciais).
  - Sistema respiratório: Examinar a existência de infecções respiratórias, asma ou outros problemas pulmonares que possam afetar a anestesia.
  - Sistema cardiovascular: Avaliar o ritmo cardíaco, a tensão arterial e os sons cardíacos para detetar sopros ou outras anomalias.
  - Estado neurológico: Avaliar a existência de atrasos no desenvolvimento,

convulsões ou condições que possam afetar a resposta à anestesia.

- **Exames laboratoriais e investigações**
    - o Análises ao sangue: Análises de rotina como a hemoglobina, o hematócrito e o perfil de coagulação, se indicado com base na história clínica (por exemplo, em crianças com doenças do sangue).
    - o Radiografia do tórax: Pode ser necessário em crianças com problemas respiratórios conhecidos ou doença cardíaca congénita.
    - o Eletrocardiograma (ECG): Para crianças com problemas cardíacos suspeitos ou conhecidos.
- **Avaliação das vias aéreas**
    - o Classificação de Mallampati: Verificar a visibilidade das estruturas orofaríngeas para prever a dificuldade de intubação.
    - o Mobilidade do pescoço e movimento da mandíbula: Avaliar as potenciais complicações na gestão das vias aéreas.
    - o Hipertrofia das amígdalas: Amígdalas ou adenóides grandes podem aumentar o risco de obstrução das vias aéreas durante a anestesia.
- **Diretrizes para o jejum**
    - o Assegurar o cumprimento das diretrizes de jejum pré-operatório (por exemplo, não comer alimentos sólidos durante 6-8 horas, líquidos claros até 2 horas antes da cirurgia) para reduzir o risco de aspiração.
- **Avaliação psicológica e comportamental**
    - o Níveis de ansiedade: Avaliar o nível de ansiedade ou medo da criança relativamente ao procedimento, o que pode influenciar a necessidade de pré-medicação ou de tratamento especial.

- Nível de cooperação: Determinar o grau de cooperação provável da criança afecta a escolha da técnica anestésica.

- **Avaliação dos riscos e classificação ASA**
  - Classificação ASA: Atribuir um estatuto ASA com base na saúde geral da criança (por exemplo, ASA I para crianças saudáveis, ASA II para crianças com doença sistémica ligeira).
  - Avaliação dos riscos: Identificar os riscos específicos relacionados com o historial médico do paciente e com o procedimento dentário.
- **Aconselhamento pré-operatório**
  - Informar os pais/encarregados de educação: Discutir em pormenor o plano de anestesia, os riscos, os benefícios e o procedimento.
  - Consentimento: Obter o consentimento informado dos pais ou encarregados de educação, garantindo que compreendem os potenciais riscos e resultados.
- **Preparação para situações de emergência**
  - Assegurar que a equipa de anestesia está ciente de quaisquer potenciais complicações e está preparada com os medicamentos, equipamento e protocolos necessários para situações de emergência (por exemplo, reacções alérgicas, intubação difícil).
- **Pré-indução**

O anestesiologista pode optar por um dos vários métodos de pré-indução antes de induzir a AG em casos que envolvam crianças pequenas que não cooperam e pacientes com necessidades especiais. A pré-medicação é administrada para a pré-indução com o objetivo final de levar o doente a um estado de relaxamento em que uma IV possa ser iniciada sem complicações para que a administração do anestésico possa prosseguir. Os fármacos que podem ser utilizados são os seguintes

- Podem ser utilizados Midazolam por via oral, cetamina intramuscular, cetamina intramuscular + midazolam e cetamina intramuscular + midazolam + fármacos anticolinérgicos.

2. Fase de indução[15,163]

Durante esta fase, a criança é anestesiada, geralmente através de inalação (por exemplo, sevoflurano) ou de agentes intravenosos (por exemplo, propofol). O objetivo é atingir a inconsciência, mantendo a permeabilidade das vias respiratórias.

- Intubação[163,172]

Quando um doente é entubado, é colocado um tubo para além das cordas vocais. Os tubos endotraqueais orais são concebidos para entrar pela boca e terminar imediatamente após as cordas vocais na traqueia. Os tubos endotraqueais nasais destinam-se a entrar pelo nariz e a terminar na traqueia. Por vezes, são utilizadas pinças de intubação Magill e o tubo endotraqueal é avançado suavemente e inserido na traqueia. Uma vez inserido, o tubo endotraqueal é ligado ao aparelho de anestesia e o doente pode ser ventilado (Figura 26). É utilizado um laringoscópio para visualizar a traqueia (Figura 27). É efectuada uma gestão segura das vias aéreas através de um tubo endotraqueal ou LMA (Figura 28).

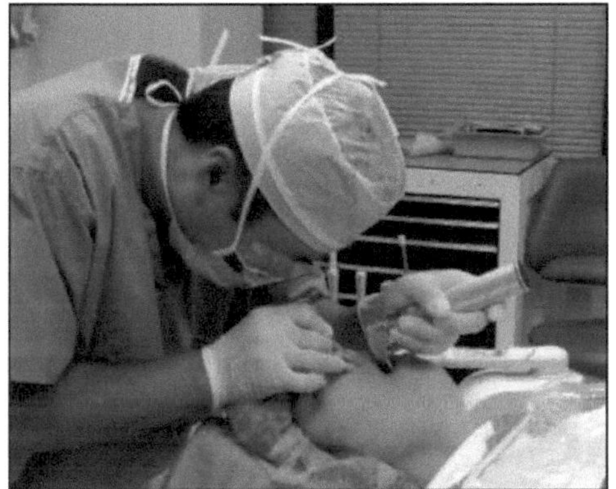
Figura 26: Intubação

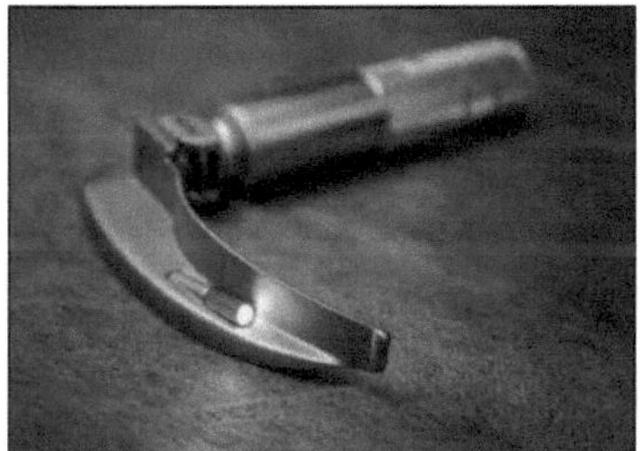
Figura 27: Laringoscópio

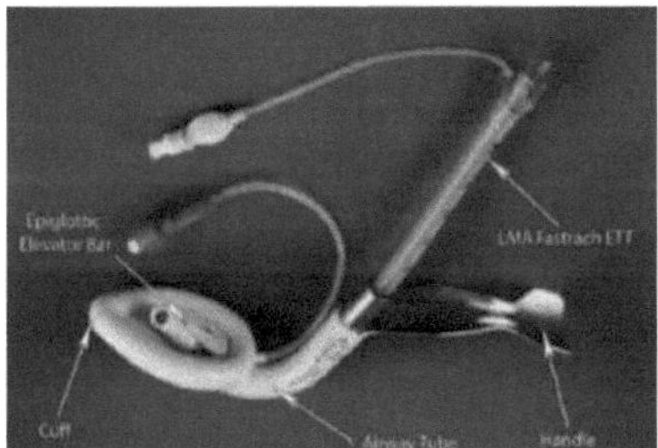

Figura 28: Via aérea com máscara laríngea

3. Fase de manutenção[163,171,173]

A fase de manutenção da AG é o período durante o qual o paciente permanece inconsciente e insensível à dor durante todo o procedimento dentário. Durante esta fase, são administrados continuamente agentes anestésicos tipicamente inalatórios (por exemplo, sevoflurano) ou Anestesia Intravenosa Total (AIVT) para manter a profundidade de anestesia desejada. Pode ser administrado um relaxante muscular (por exemplo, rocurónio). Os parâmetros vitais, como a frequência cardíaca, a pressão sanguínea, a saturação de oxigénio e os níveis de CO2 expirado, são monitorizados de perto para garantir a estabilidade do doente e detetar quaisquer sinais de sofrimento. Além disso, podem ser administrados analgésicos (por exemplo, fentanil) para garantir que o doente não tem dores. Mantém-se um equilíbrio adequado de fluidos segundo a regra 4-2-1 (4 ml/kg/h nos primeiros 10 kg, 2 ml/kg/h nos 10 kg seguintes, 1 ml/kg/h por cada kg acima de 20) e a regulação da temperatura, uma vez que os doentes pediátricos são mais propensos a hipotermia. Os ajustes à profundidade anestésica são efectuados conforme necessário, dependendo dos requisitos cirúrgicos e da resposta do doente, assegurando uma continuação segura e eficaz da anestesia.

4. Fase de emergência[163,174,175]

A fase de emergência da AG começa após a conclusão do procedimento dentário e envolve a redução gradual dos agentes anestésicos para permitir que o paciente recupere a consciência. Durante esta fase, o anestesista monitoriza cuidadosamente os sinais vitais do paciente, como a frequência cardíaca, a respiração e os níveis de oxigénio, para garantir uma transição suave e segura da inconsciência para a vigília. Se tiverem sido utilizados agentes de bloqueio neuromuscular (relaxantes musculares) durante o procedimento para facilitar a intubação e impedir o movimento, estes devem ser revertidos com medicamentos como a neostigmina ou o sugamadex para restaurar a função muscular normal e a atividade respiratória. O doente deve demonstrar respiração espontânea adequada e reflexos protectores das vias aéreas antes da remoção de dispositivos das vias aéreas, como um tubo endotraqueal ou LMA. Podem ser administrados medicamentos pós-operatórios, como antieméticos ou analgésicos, para evitar náuseas ou dores. É dada especial atenção à prevenção de complicações como a obstrução das vias respiratórias ou a agitação que pode ocorrer quando a criança acorda da anestesia. Quando o doente está estável, é transferido para a área de recobro para continuar a ser monitorizado.

As crianças podem sentir desorientação ou agitação quando acordam da anestesia, o que se designa por "delírio de emergência", que deve ser gerido de forma calma e tranquilizadora. Pode ser gerido através de técnicas específicas como a seleção cuidadosa do anestésico, a gestão da dor e a presença dos pais durante o recobro.

5. Fase de recuperação[15,176]

A fase de recuperação da AG começa assim que o paciente recupera a consciência total e continua até ser considerado estável para a alta. Em Odontopediatria, esta fase envolve uma monitorização atenta numa Unidade de Cuidados Pós-Anestésicos (PACU) ou numa sala de recuperação para garantir que os sinais vitais, como a frequência cardíaca, a frequência respiratória e a saturação de oxigénio, permanecem dentro dos limites normais. Durante esta fase, é dada especial atenção a potenciais complicações como a obstrução das vias respiratórias, a hipoventilação, as náuseas e os vómitos. A gestão da dor é crucial e são administrados analgésicos para controlar qualquer desconforto pós-operatório.

Agentes utilizados no GÁS[15,163,105,177]

1. **Agentes de inalação**

- **Sevoflurano**
  - o Função: Indução e emergência rápidas; irritação mínima das vias aéreas; ideal para indução por máscara em crianças.
  - o Indução: 8% em 50-70% N2O/O2.
  - o Manutenção: 2-3% em bebés, 1,5-2% em crianças mais velhas.
- **Desflurano**
  - o Função: Emergência rápida; menos adequado para indução devido à irritação das vias respiratórias.
  - o Manutenção: 5,2-10% em bebés, 6,6-7,5% em crianças (dependente da idade).
- **Isoflurano**
  - o Função: Manutenção estável da anestesia; menos ideal para indução devido ao odor pungente.
  - o Indução: Não recomendado para indução inalatória em crianças.
  - o Manutenção: 1,1-1,5% em bebés, 1,5-1,8% em crianças.
- **Óxido nitroso (N2O)**
  - o Função: Adjuvante de outros agentes; proporciona uma analgesia ligeira e reduz a MAC de outros agentes inalatórios.
  - o Utilizado como gás de transporte, normalmente 50-70% com

oxigénio.

2. **Agentes intravenosos**

- **Propofol**
  - o Função: Indução e emergência rápidas; propriedades antieméticas.
  - o Indução: 2,5-3,5 mg/kg em crianças de 3-11 anos; 2-2,5 mg/kg em adolescentes.
  - o Manutenção: 100-200 µg/kg/min
- **Cetamina**
  - o Função: Anestesia dissociativa; mantém o impulso respiratório e os reflexos das vias aéreas.
  - o Indução IV: 1-2 mg/kg
  - o Indução IM: 4-5 mg/kg
  - o Manutenção: 25-100 pg/kg/min infusão IV.
- **Etomidato**
  - o Papel: indução hemodinamicamente estável; pode suprimir a função adrenal.
  - o Indução: 0,2-0,3 mg/kg (utilizar com precaução em crianças pequenas devido a mioclonia).
- **Midazolam**
  - o Função: Ansiolise e amnésia; frequentemente utilizado para pré-medicação.
  - o Pré-medicação: 0,25-0,5 mg/kg PO (máx. 20 mg), ou 0,05-0,1 mg/kg IV
  - o Indução: 0,15-0,2 mg/kg IV

- **Fentanil**
  - Função: Analgesia opióide potente; pode causar rigidez da parede torácica em doses elevadas.
  - Dosagem: 1-2 pg/kg IV (titulação de acordo com o efeito)
- **Remifentanil**
  - Função: Opióide de ação ultra-curta; permite uma titulação rápida e uma compensação rápida.
  - Indução: 1 pg/kg
  - Manutenção: 0,05-1,3 pg/kg/min (titular para efeito)
- **Dexmedetomidina**
  - Função: Sedação com depressão respiratória mínima; útil para procedimentos não intubados.
  - Dose de carga: 0,5-1 pg/kg durante 10 minutos
  - Manutenção: 0,2-0,7 pg/kg/hr

3. Agentes de bloqueio neuromuscular (IV)

- **Rocurónio**
  - Função: Bloqueador não despolarizante de início rápido; pode ser revertido com sugamadex.
  - Intubação: 0,6-1,2 mg/kg
  - Manutenção: 0,1-0,2 mg/kg conforme necessário.
- **Vecurónio**
  - Função: Bloqueador não despolarizante de ação intermédia com efeitos cardiovasculares mínimos.
  - Intubação: 0,1 mg/kg

- Manutenção: 0,02-0,03 mg/kg conforme necessário.

- **Cisatracúrio**
  - Função: bloqueador não despolarizante de ação intermédia; libertação mínima de histamina.
  - Intubação: 0,15 mg/kg
  - Manutenção: 1-2 pg/kg/min infusão
- **Atracúrio**
  - Função: bloqueador não despolarizante de ação intermédia; a eliminação de Hofmann permite a utilização em caso de disfunção renal/hepática.
  - Intubação: 0,3-0,5 mg/kg
  - Manutenção: 0,3-0,6 mg/kg/hora de perfusão
- **Succinilcolina**
  - Função: Bloqueador despolarizante de início ultrarrápido; utilizado para indução de sequência rápida.
  - Intubação: 1 -2 mg/kg IV, 4 mg/kg IM (utilizar com precaução devido a potenciais efeitos secundários).

4. Anestésicos locais (para anestesia regional)

- **Bupivacaína**
  - Função: Anestésico local de ação prolongada; útil para bloqueios prolongados
  - Dosagem: 0,125-0,25%, máximo 2 mg/kg (2,5 mg/kg com epinefrina)
- **Ropivacaína**

- Função: Anestésico local de ação prolongada com menor cardiotoxicidade do que a bupivacaína.
- Dosagem: 0,1-0,2%, máximo 2-3 mg/kg

- **Lidocaína**
  - Função: Anestésico local de ação mais curta; útil para anestesia regional IV.
  - Dosagem: 0,5-1%, máximo 4-5 mg/kg (7 mg/kg com epinefrina)

Cuidados pós-operatórios[78,163,178]

Após a fase de recuperação da AG, é necessária uma atenção cuidadosa para garantir uma transição suave para os cuidados pós-operatórios e a alta. As etapas a seguir descrevem os protocolos essenciais a serem seguidos quando o paciente tiver recuperado a consciência e a estabilidade:

- **Monitorização pós-operatória:** Monitorização contínua dos sinais vitais do doente (frequência cardíaca, frequência respiratória, pressão sanguínea e saturação de oxigénio) durante um determinado período para garantir a estabilidade e detetar eventuais complicações.

- **Controlo da dor:** Administrar analgésicos adequados com base na avaliação da dor do doente para garantir o conforto. Isto pode incluir analgésicos não opiáceos (por exemplo, acetaminofeno) ou opiáceos (por exemplo, morfina), se necessário.
- **Controlo de náuseas e vómitos:** Monitorizar quaisquer sinais de náuseas ou vómitos pós-operatórios e administrar medicamentos antieméticos conforme necessário para aliviar os sintomas.

- **Hidratação e nutrição:** Assegurar que o doente está adequadamente hidratado e é capaz de tolerar a ingestão oral. Comece com líquidos claros e avance gradualmente para uma dieta normal, conforme tolerado, com base no progresso da recuperação do doente.
- **Avaliação dos critérios de alta:** Avaliar o paciente em relação aos critérios de alta estabelecidos, que normalmente incluem:
    - o Sinais vitais estáveis
    - o Prontidão e capacidade de reação
    - o Capacidade de manter uma via aérea desobstruída
    - o Ausência de dor significativa, náuseas ou vómitos
    - o Capacidade de deambular ou de se sentar de acordo com a idade
- **Instruções pós-operatórias:** Fornecer instruções pormenorizadas aos pais ou tutores relativamente aos cuidados pós-operatórios, incluindo:
    - o Sinais e sintomas a ter em conta (por exemplo, hemorragia excessiva, dificuldade respiratória, náuseas persistentes)
    - o Diretrizes para a gestão da dor em casa
    - o Restrições de actividades (por exemplo, evitar atividade física intensa, natação) durante um período específico
- **Consulta de acompanhamento:** Marque uma consulta de acompanhamento conforme necessário para avaliar a recuperação, avaliar o local da cirurgia e abordar quaisquer preocupações ou

  complicações que podem surgir no pós-operatório.

- **Documentação:** Assegurar que todos os aspectos da anestesia e do procedimento cirúrgico são documentados exaustivamente no registo médico do doente, incluindo os sinais vitais durante o recobro, os medicamentos administrados e quaisquer complicações encontradas.

Tendências recentes

1. Agentes Noval

- **Remimazolam**[179]
  - Função: Benzodiazepina de ação ultracurta; rápido início e compensação da sedação
  - Indução: 0,2-0,3 mg/kg
  - Manutenção: 0,1-0,2 mg/kg/h em perfusão contínua.
- **Sugamadex**[180]
  - Função: Agente ligante seletivo de relaxantes para a reversão do bloqueio neuromuscular induzido pelo rocurónio e pelo vecurónio
  - Dosagem:
    - Bloqueio moderado: 2 mg/kg
    - Bloqueio profundo: 4 mg/kg
    - Reversão imediata: 16 mg/kg
- **Xénon**[181]
  - Papel: Anestésico gasoso inerte com estabilidade cardiovascular; propriedades neuroprotectoras.
  - Indução: Não é normalmente utilizado para indução devido ao seu elevado custo e ao seu início lento
  - Manutenção: 60-70% de xénon em oxigénio

2. Inovações e direcções futuras

- **Sistemas de infusão alvo-controlada (TCI):** Os sistemas TCI permitem um controlo preciso da profundidade da anestesia, ajustando automaticamente a administração do fármaco com base no peso e na farmacocinética do doente. Isto permite uma melhor titulação de anestésicos como o propofol e reduz o risco de sobredosagem ou subdosagem.[182]
- **Monitoramento da profundidade da anestesia (BIS e qEEG):** Os recentes desenvolvimentos na tecnologia de monitorização do cérebro, como o índice bispectral (BIS) e o EEG quantitativo (qEEG), ajudam os anestesistas a avaliar a profundidade exacta da anestesia, minimizando as hipóteses de consciência durante a cirurgia.[183]
- **Sistemas de administração de anestesia de circuito fechado:** Esses sistemas usam o feedback dos parâmetros fisiológicos do paciente (como o monitoramento do BIS ou padrões de EEG) para ajustar automaticamente a profundidade da anestesia. Melhora a segurança e a eficiência da anestesia, especialmente durante cirurgias longas.[183]
- **Abordagens de anestesia multimodal:** A combinação de diferentes classes de agentes anestésicos (por exemplo, intravenosos, inalatórios, anestésicos locais) permite doses mais baixas de cada agente, reduzindo os efeitos secundários e proporcionando melhores resultados pós-operatórios com uma recuperação mais rápida.[184]
- **Inteligência Artificial (IA) em Anestesia:** Os algoritmos orientados para a IA podem prever a dosagem de fármacos anestésicos, otimizar as

estratégias de ventilação e reduzir as complicações, aprendendo continuamente com os dados dos doentes, melhorando assim a personalização dos cuidados de anestesia.[185]

A GA desempenha um papel fundamental na Odontopediatria, proporcionando um meio necessário para prestar cuidados seguros e eficazes a pacientes jovens que podem não conseguir tolerar procedimentos dentários devido a ansiedade, problemas de comportamento ou condições médicas complexas.

Compreender as complexidades e nuances da AG em Odontopediatria é crucial para os médicos dentistas, uma vez que lhes permite prestar cuidados óptimos, garantindo simultaneamente a segurança e o conforto dos seus jovens pacientes. A formação contínua e a adesão a diretrizes baseadas em provas continuarão a ser vitais à medida que o campo progride, promovendo avanços que melhoram a segurança dos doentes e a eficácia dos procedimentos.

CONCLUSÃO

A sedação desempenha um papel integral na Odontopediatria, assegurando que os pacientes jovens, especialmente aqueles com ansiedade, necessidades especiais ou que requerem procedimentos complexos, podem receber os cuidados dentários necessários de forma confortável e segura. Esta dissertação explorou várias técnicas de sedação, desde formas ligeiras, como a sedação oral, a métodos mais profundos, como a anestesia geral, que servem para gerir a ansiedade do doente, controlar o comportamento e aliviar a dor. Estabeleceu uma base sólida para a compreensão das abordagens matizadas para gerir os doentes pediátricos durante os procedimentos dentários. Cada técnica de sedação utilizada em Odontopediatria foi analisada, destacando as suas indicações específicas, contra-indicações, vantagens, desvantagens e aplicações práticas em contextos clínicos.

Por exemplo, a sedação oral continua a ser popular devido à sua facilidade de administração, mas tem frequentemente tempos de início e de recuperação imprevisíveis. Em contraste, a sedação por inalação com óxido nitroso é altamente favorecida pelo seu início rápido e efeitos secundários mínimos, enquanto a sedação intravenosa proporciona um maior controlo sobre a profundidade da sedação e uma recuperação rápida, mas requer formação e equipamento avançados. A anestesia geral, normalmente reservada a doentes com necessidades de tratamento extensas ou incapazes de cooperar devido à idade ou a condições médicas, representa a forma mais profunda de sedação e exige uma monitorização cuidadosa e a gestão dos riscos.

Os recentes avanços nas técnicas de sedação, incluindo agentes farmacológicos inovadores e tecnologias de monitorização melhoradas, incluindo a monitorização BIS , ajudam a avaliar a profundidade da sedação de forma mais precisa, reduzindo assim as hipóteses de sedação excessiva ou de consciência intra-operatória, o que significa uma mudança para protocolos de sedação personalizados que dão prioridade à segurança e ao conforto do doente. As descobertas enfatizam a importância de uma abordagem personalizada à sedação, tendo em conta as necessidades individuais dos doentes, o historial médico e os requisitos do procedimento. À medida que o domínio da Odontopediatria avança, a investigação e o desenvolvimento contínuos são essenciais para aperfeiçoar as práticas de sedação, assegurando ainda mais os melhores resultados para os pacientes jovens.

A importância de diretrizes e protocolos rigorosos na administração de sedativos não pode ser exagerada. A Academia Americana de Odontopediatria (AAPD) e outras organizações de saúde importantes desenvolveram diretrizes abrangentes para a sedação, assegurando que os dentistas pediátricos aderem a padrões de cuidados rigorosos. Estas diretrizes enfatizam a necessidade de avaliações pré-sedação, monitorização contínua durante o procedimento e cuidados pós-operatórios cuidadosos para evitar complicações.

Em conclusão, a sedação continua a ser uma ferramenta importante na Odontopediatria, permitindo que as crianças recebam os cuidados dentários necessários com o mínimo de stress e desconforto. À medida que as técnicas e tecnologias de sedação continuam a evoluir, os médicos dentistas devem manter-se a par dos últimos desenvolvimentos para garantir os mais elevados padrões de cuidados. Os avanços discutidos reflectem a natureza dinâmica da sedação dentária pediátrica. Ao adotar práticas baseadas em evidências e ao aderir a diretrizes estabelecidas, os dentistas pediátricos podem garantir a segurança, o bem-estar e o conforto dos seus jovens pacientes, fomentando uma experiência positiva que promove a saúde oral a longo prazo.

BIBLIOGRAFIA

1. Armfield JM. What goes around comes around: revisiting the hypothesized vicious cycle of dental fear and avoidance. Community Dent Oral Epidemiol. 2013;41(3):279-87.
2. Muthu MS, Sivakumar N. Pediatric Dentistry: Princípios e Prática. 3rd ed. Chennai: Elsevier; 2022.
3. Eger E. The Wondrous Story of Anesthesia (A maravilhosa história da anestesia). Nova Delhi: Springer; 2014.
4. Cameron AC, Widmer RP. Manual de Odontopediatria. 5th ed. Chennai: Elsevier; 2021.
5. Donnell CC, Flavell T, Wilson KE. LARAGA-Gestão do comportamento farmacológico em odontologia pediátrica no Reino Unido. Pediatr Dent J. 2022;32(2):100- 9.
6. Academia Americana de Odontopediatria. Diretrizes sobre a utilização de óxido nitroso em doentes dentários pediátricos. Pediatr Dent. 2013;35(5):174-8.
7. Deftereos S, Giannopoulos G, Raisakis K, Hahalis G, Kaoukis A, Kossyvakis C et al. Sedação moderada e analgesia opiácea durante intervenções coronárias transradiais para prevenir espasmos: um estudo prospetivo aleatório. J Am Coll Cardiol. 2013;6(3):267-73.
8. McDonald RE, Avery DR, Dean JA. Dentistry for child and adolescent. 8th ed. Missouri: Mosby; 2004.
9. Armfield JM. Towards a better understanding of dental anxiety and fear: Cognitions vs. Experiences (Para uma melhor compreensão da ansiedade e do

medo dentários: Cognições vs. Experiências). Eur J Oral Sci. 2010;118(3):259-64.

10. Ohman A, Mineka S. Medos, fobias e preparação: Toward an evolved module of fear and fear learning. Psychol Rev. 2001;108(3):483-522.

11. Ohman A, Mineka S. A serpente maliciosa: Snakes as a prototypical stimulus for an evolved module of fear. Curr Dir Psychol Sci. 2003;12(1):5-9.

12. Mineka S, Ohman A. Phobias and preparedness: A natureza selectiva, automática e encapsulada do medo. Biol Psychiatry. 2002;52(10):927-37.

13. Barlow DH, Allen LB, Basden SL. A guide to treatments that work. 3rd ed. Oxford: Oxford University Press: 2007

14. Associação Dentária Americana. Diretrizes para a utilização de sedação e anestesia geral por dentistas. J Am Dent Assoc. 2016:147(9):705-8.

15. Malamed SF. Sedação: A Guide to Patient Management. 6th ed. Chennai: Elsevier; 2013

16. Sheta SA. Analgesia de sedação em procedimentos. Saudi J Anaesth. 2010;4(1):11-6.

17. Davison MA. A evolução da anestesia. Br J Anaesth. 1959;31(3):134-7.

18. Carter AJ. Dwale: Um anestésico da velha Inglaterra. Br Med J. 1999;319(7225):1623-6.

19. Brownstein MJ. A brief history of opiates, opioid peptides and opioid receptors (Uma breve história dos opiáceos, péptidos opiáceos e receptores opiáceos). Proc Natl Acad Sci U S A. 1993;90(12):5391-3.

20. Davy HS. Researches Chemical and Philosophical: Principalmente no que

respeita ao óxido nitroso ou ar nitroso desflogisticado e à sua respiração. Glasgow: Good Press; 2022.

21. Jacobsohn PH. O que outros disseram sobre Wells. Memoriais, homenagens, afirmações. J Am Dent Assoc. 1994;125(12):1583-4.

22. Haridas RP. A demonstração de óxido nitroso de Horace Wells em Boston. J Anesth. 2013;119(5):1014-22.

23. Lew V, McKay E, Maze M. Past, present and future of nitrous oxide (Passado, presente e futuro do óxido nitroso). Br Med Bull. 2018;125(1):103-19.

24. Goldsmith D. A descoberta da anestesia. Anesth Prog. 1974;21(6):174-80.

25. Fenster JM. Como ninguém inventou a anestesia. Am Herit Invent Technol. 1996;12(1):24-35.

26. Chanceler JW. O impacto do Dr. Wells na medicina dentária e na medicina. J Am Dent Assoc. 1994;125(12):1585-9.

27. Menczer LF, Mittleman M, Wildsmith JA. Horace Wells. J Am Dent Assoc. 1985;110(5):773-6.

28. Richards W, Parbrook GD, Wilson J. Stanislav Klikovich (1853-1910) Pioneiro da analgesia com óxido nitroso e oxigénio. J Anesth. 1976;31(7):933-40.

29. Orr DL. O desenvolvimento da Anestesiologia em Cirurgia Oral e Maxilofacial. Oral Maxillofac Surg Clin North Am. 2013;25(3):341-55.

30. Gillman MA, Lichtigfeld FJ. Pharmacology of psychotropic analgesic nitrous oxide as a multipotent opioid agonist. Int J Neurosci. 1994;76(2):5-12.

31. Clark MS, Brunick AL. Handbook of nitrous oxide and oxygen sedation

(Manual de sedação por óxido nitroso e oxigénio). 4th ed. Chennai: Elsevier; 2008.

32. Gillman MA. Mini-revisão: Uma breve história do uso de óxido nitroso (N2O) em neuropsiquiatria. Curr Drug Res Rev. 2019;11(1):12-20.

33. Driscoll EJ. Anestesiologia Dentária: A sua história e evolução contínua. 2ª palestra memorial de Niels Bjorn Jorgensen. Anesth Prog. 1978;25(5):143-152.

34. Hayden Jr J. A filosofia Jorgensen da sedação intravenosa. Anesth Prog. 1981;28(4):112-3.

35. Miner JR, Krauss B. Investigação sobre sedação e analgesia de procedimentos: State of the art. Acad Emerg Med. 2007;14(2):170-8.

36. Langa H. Ensino pós-graduado de analgesia relativa com óxido nitroso e oxigénio. J Am Dent Assoc. 1963;67(1):28-34.

37. Langa H. Analgesia relativa na prática dentária: Analgesia por inalação com óxido nitroso. Philadelphia: Saunders; 1968.

38. Lang L, Gillman MA. Novas diretrizes para dentistas no controle da ansiedade usando sedação responsiva. S Afr Dent J. 2019;74(5):219-20.

39. Dodds C. General anaesthesia: practical recommendations and recent advances (Anestesia geral: recomendações práticas e avanços recentes). Drugs. 1999;58(3):453-67.

40. Chaves TE. Vinhetas históricas: Dr. Arthur Ernest Guedel 1883-1956. Anesth Analg. 1975;54(4):442-3.

41. Winterberg AV, Colella CL, Weber KA, Varughese AM. A ferramenta de avaliação comportamental de indução infantil: Uma ferramenta para facilitar a

documentação eletrónica das respostas comportamentais às induções de anestesia. J Perianesth Nurs. 2018;33(3):296-303.

42. Douglas BL. Uma Reavaliação dos Estágios de Anestesia de Guedel: Com referência particular ao paciente anestésico geral dentário ambulatório. J Am Dent Soc Anesthesiol. 1958;5(1):11-4.

43. Hedenstierna G, Edmark L. Effects of anesthesia on the respiratory system (Efeitos da anestesia no sistema respiratório). Best Pract Res Clin Anaesthesiol. 2015;29(3):273-84.

44. Gross JB, Bailey PL, Connis RT, Cote CJ, Davis FG, Epstein BS et al. Practice guidelines for sedation and analgesia by non-anesthesiologists. J Anesth. 2002;96(4):1004-17.

45. Associação Dentária Americana. Manual de medicamentos dentários da ADA: Uma referência rápida. Chicago: Associação Dentária Americana; 2021.

46. Flaitz CM, Nowak AJ, Hicks MJ. Avaliação do efeito amnésico anterógrado do diazepam administrado por via rectal no paciente sedado em pedodontia. J Dent Child. 1986;53(1):17-20.

47. Deepika A, Chandrasekhar Rao R, Vinay C, Uloopi KS, Rao VV. Eficácia de dois agentes anestésicos tópicos aromatizados na redução da dor de injeção em crianças: um estudo comparativo. J Clin Pediatr Dent. 2012;37(1):15-8.

48. Mula M. A segurança e a tolerabilidade do midazolam intranasal na epilepsia. Expert Rev Neurother. 2014;14(7):735-40.

49. Bayrak F, Gunday I, Memis D, Turan A. A comparison of oral midazolam, oral tramadol and intranasal sufentanil premedication in Pediatric patients. J

Opioid Manag. 2007;3(2) :74-8.

50. Bartz L, Klein C, Seifert A, Herget I, Ostgathe C, Stiel S. Administração subcutânea de medicamentos em cuidados paliativos: resultados de um estudo observacional sistemático. J Pain Symptom Manage. 2014;48(4):540-7.

51. Stapleton M, Sheller B, Williams BJ, Mancl L. Combinando procedimentos sob Anestesia Geral. Pediatr Dent. 2007;29(5):397-402.

52. Savanheimo N, Sundberg SA, Virtanen JI, Vehkalahti MM. Cuidados e tratamentos dentários prestados sob anestesia geral no Serviço Público de Medicina Dentária de Helsínquia. BMC Oral Health. 2012;12(45):1-8.

53. La Batide-Alanore A, Chatellier G, Bobrie G, Fofol I, Plouin PF. Comparação dos níveis de pressão arterial determinados por enfermeiros e médicos em pacientes encaminhados para uma clínica de hipertensão: Implications for subsequent management. J Hypertens. 2000;18(4):391-8.

54. Matsuura H. Análise das complicações sistémicas e mortes durante o tratamento dentário no Japão. Anesth Prog. 1989;36(4-5):223-5.

55. Atherton GJ, McCaul JA, Williams SA. Medical emergencies in general dental practice in Great Britain Part 1: their prevalence over a 10-year period. Br Dent J. 1999;186(2):72-9.

56. Haas DA. Uma atualização sobre anestésicos locais em medicina dentária. J Can Dent Assoc. 2002;68(9):546-52.

57. Ojha R, Gupta S, Panwar M. Oral Sedation in Pediatric Dentistry (Sedação Oral em Odontopediatria). Eur J Dent Oral Health. 2024;5(1):1-6.

58. Smith S, Scarth E, Sasada M. Drugs in Anaesthesia and Intensive care. Oxford:

Oxford University Press; 2011.

59. Rodriguez E, Jordan R. Contemporary trends in Pediatric sedation and analgesia (Tendências contemporâneas em sedação e analgesia pediátrica). Emerg Med Clin N Am. 2002 Feb 1;20(1):199-222.

60. Karapinar B, Yilmaz D, Demirag K, Kantar M. Sedação com cetamina intravenosa e midazolam para procedimentos dolorosos em crianças. Pediatr Int. 2006;48(2):146-51.

61. Lu J, Greco MA. Os circuitos do sono e o mecanismo hipnótico dos fármacos GABAA. J Clin Sleep Med. 2006;2(02):19-26.

62. Donaldson M, Gizzarelli G, Chanpong B. Sedação oral: Uma cartilha sobre ansiólise para o paciente adulto. Anesth Prog. 2007;54(3):118-29.

63. Jacobi J, Fraser GL, Coursin DB, Riker RR, Fontaine D, Wittbrodt ET et al. Clinical practice guidelines for the sustained use of sedatives and analgesics in the critically ill adult. Crit Care Med. 2002;30(1):119-41.

64. Rickels K, Morris RJ, Newman H, Rosenfeld H, Schiller H, Weinstock R. Diphenhydramine in insomniac family practice patients: Um estudo em dupla ocultação. J Clin Pharmacol. 1983;23(5-6):234-42.

65. Sicari V, Zabbo CP. Diphenhydramine. Florida: StatPearls Publishing; 2024.

66. Altamura AC, Moliterno D, Paletta S, Maffini M, Mauri MC, Bareggi S. Understanding the pharmacokinetics of anxiolytic drugs. Expert Opin Drug Metab Toxicol. 2013;9(4):423-40.

67. Sawantdesai NS, Kale PP, Savai J. Avaliação dos efeitos ansiolíticos do Aripiprazol e da Hidroxizina como uma combinação em ratos. J Basic Clin

Pharm. 2016;7(4):97-104.

68. Smith HS, Cox LR, Smith BR. Antagonistas dos receptores da dopamina. Ann Palliat Med. 2012;1(2):137-42.

69. Adolph O, Koster S, Georgieff M, Georgieff EM, Moulig W, Fohr KJ. Promethazine inhibits NMDA-induced Currents-New pharmacological aspects of an old drug. Neuropharmacol. 2012;63(2):280-91.

70. Nahata MC, Ootz MA, Krogg EA. Adverse effects of Meperidine, Promethazine and Chlorpromazine for sedation in Pediatric patients. Clin Pediatr. 1985;24(10):558-60.

71. Cantisani C, Ricci S, Grieco T, Paolino G, Faina V, Silvestri E et al. Efeitos secundários da prometazina tópica : A nossa experiência e revisão da literatura. Biomed Res Int. 2013;2013(1):1-9.

72. Latta KS, Ginsberg B, Barkin RL. Meperidina: A Critical Review. Am J Ther. 2002;9(1):53-68.

73. Simonneaux V, Ribelayga C. Generation of the melatonin endocrine message in mammals: A review of the complex regulation of melatonin synthesis by norepinephrine, peptides and other pineal transmters. Pharmacol Rev. 2003;55(2):325-95.

74. Peuhkuri K, Sihvola N, Korpela R. Dietary factors and fluctuating levels of melatonin (Factores dietéticos e niveis flutuantes de melatonina). Food Nutr Res. 2012;56(1):1-10

75. Kumari S, Agrawal N, Usha G, Talwar V, Gupta P. Comparação de Clonidina oral, Dexmedetomidina oral e Midazolam oral para pré-medicação em pacientes

pediátricos submetidos a cirurgia eletiva. Anesth Essays Res. 2017;11(1):185-91.

76. Wang L, Huang L, Zhang T, Peng W. Comparação entre dexmedetomidina intranasal e midazolam oral para pré-medicação em pacientes pediátricos dentários sob anestesia geral: Um ensaio clínico randomizado. Biomed Res Int. 2020;2020(1):1-7.

77. Al-Zahrani AM, Wyne AH, Sheta SA. Comparação do midazolam oral com uma combinação de midazolam oral e inalação de óxido nitroso-oxigénio na eficácia da sedação dentária em crianças pequenas. J Indian Soc Pedod Prev Dent. 2009;27(1):9-16.

78. Cote CJ, Wilson S. Academia Americana de Pediatria, Academia Americana de Odontopediatria. Diretrizes para a monitorização e gestão de pacientes pediátricos antes, durante e após a sedação para procedimentos de diagnóstico e terapêuticos. Pediatr. 2019;143(6):26-52

79. Hallonsten AL, Jensen B, Raadal M, Veerkamp J, Hosey MT, Poulsen S. Diretrizes da EAPD sobre sedação em Odontopediatria. Eur J Paedtr Dent. 2013;7(12):1- 14.

80. Gao F, Wu Y. Sedação de procedimentos em Odontopediatria: Uma revisão narrativa. Front Med. 2023;10:1-13.

81. Spear RM, Yaster M, Berkowitz ID, Maxwell LG, Bender KS, Naclerio R et al. Pré-indução de anestesia em crianças com midazolam administrado por via rectal. J Anesth. 1991;74(4):670-4.

82. Tolksdorf W, Eick C. Pré-medicação rectal, oral e nasal com midazolam em

crianças de 1-6 anos. Um estudo clínico comparativo. Anaesthesist. 1991;40(12):661-7.

83. Kraus GB, Gruber RG, Knoll R, Danner U. Estudos farmacocinéticos após administração intravenosa e rectal de Midazolam em crianças. Anaesthesist. 1989;38(12):658-63.

84. Holm-Knudsen R, Nygard E, Laub M. Indução rectal de anestesia em crianças. Ata Anaesthesiol Scand. 1989;33(6):518-21.

85. Hunter MJ, Griswold JD, Rosenberg M. Administração de Methohexital em Odontopediatria em ambulatório. Anesth Prog. 1990;37(5):248-51.

86. Quaynor H, Corbey M, Bjorkman S. Indução rectal de anestesia em crianças com methohexitone: Aceitabilidade do paciente e farmacocinética clínica. Br J Anaesth. 1985;57(6):573-7.

87. Lokken P, Bakstad OJ, Fonnelop E, Skogedal N, Hellsten K, Bjerkelund CE et al. Sedação consciente por administração rectal de Midazolam ou Midazolam mais Cetamina como alternativas à Anestesia Geral para tratamento dentário de crianças não cooperantes. Eur J Oral Sci. 1994;102(5):274-80.

88. Van der Bijl P, Roelofse JA, Stander IA. Cetamina rectal e Midazolam para pré-medicação em Odontopediatria. J Oral Maxillofac Surg. 1991;49(10):1050-4.

89. Jensen B, Matsson L. Oral versus rectal Midazolam as a pre-anaesthetic sedative in children receiving dental treatment under General Anaesthesia. Ata Paediatr. 2002;91(8):920-5.

90. Garza MG, Najera RI, Ramírez EN, Quintero MT, Dominguez SL, Ramirez

EL et al. Sedação em Odontopediatria, uma visão geral e atualização atual. Int J Appl Dent Sci. 2022;8(2):176-80.

91. Roelofse JA, Van der Bijl P. Comparação de Midazolam rectal e Diazepam para pré-medicação em pacientes dentários pediátricos. J Oral Maxillofac Surg. 1993;51(5):525-9.

92. Jensen B, Schroder U, Mansson U. Sedação rectal com Diazepam ou Midazolam durante extracções de incisivos primários traumatizados: Um ensaio prospetivo, aleatório e duplamente cego em crianças suecas com idades entre 1,5 e 3,5 anos. Ata Odontol Scand. 1999;57(4):190-4.

93. Green SM, Roback MG, Kennedy RM, Krauss B. Diretrizes de prática clínica para sedação dissociativa com cetamina no serviço de urgência: atualização de 2011. Ann Emerg Med. 2011;57(5):449-61.

94. Gutstein HB, Johnson KL, Heard MB, Gregory GA. Medicação pré-anestésica oral com cetamina em crianças. J Anesth. 1992;76(1):28-33.

95. Ozdemir D, Kayserili E, Arslanoglu S, Gulez P, Vergin C. Ketamine and Midazolam for invasive procedures in children with malignancy: Uma comparação das vias de administração intravenosa, oral e rectal. J Trop Pediatr. 2004;50(4):224-8.

96. Wilson S, Easton J, Lamb K, Orchardson R, Casamassimo P. A retrospective study of Chloral hydrate, Meperidine, Hydroxyzine and Midazolam regimens used to sedate children for dental care. Pediatr Dent. 2000;22(2):107-12.

97. Needleman HL, Joshi A, Griffith DG. Conscious sedation of Pediatric dental patients using Chloral hydrate, Hydroxyzine and Nitrous oxide - A retrospective

study of 382 sedations. Pediatr Dent. 1995;17(7):424-31.

98. Alzoubi H, Kabbani S, Taleb A, Bshara N, Altinawi MK, Almonakel MB et al. Sedação rectal com cetamina e midazolam no tratamento de crianças não cooperantes durante o tratamento dentário: Uma Série de Casos e Descrição do Método. Cureus. 2024;16(2):1-8

99. Saint-Maurice C, Landais A, Delleur MM, Esteve C, MacGee K, Murat I. O uso de Midazolam em procedimentos cirúrgicos curtos e de diagnóstico em crianças. Ata Anaesthesiol Scand. 1990;34(92):39-41.

100. Sarkar MA. Drug metabolism in the nasal mucosa. Pharm Res. 1992;9(1):1-9.

101. Fukuta O, Braham RL, Yanase H, Kurosu K. Administração intranasal de Midazolam: Propriedades farmacocinéticas e farmacodinâmicas e potencial sedativo. J Dent Child. 1997;64(2):89-98.

102. Cote CJ, Wilson S. Guidelines for monitoring and management of Pediatric patients during and after sedation for diagnostic and therapeutic procedures: Uma atualização. Paediatr Anaesth. 2008;18(1):9-10.

103. Krauss B, Green SM. Sedação e analgesia para procedimentos em crianças. N Engl J Med. 2000;342(13):938-45.

104. Greenblatt DJ, Shader RI. Dependence, tolerance and addiction to Benzodiazepines: Clinical and pharmacokinetic considerations. Drug Metab Rev. 1978;8(1):13-28.

105. Tobias JD, Leder M. Sedação procedimental: Uma revisão dos agentes sedativos, monitorização e gestão de complicações. Saudi J Anaesth.

2011;5(4):395-410.

106. Wilson S. Pharmacologic behavior management for Pediatric dental treatment. Pediatr Clin North Am. 2000;47(5):1159-75.

107. Kogan A, Katz J, Efrat R, Eidelman LA. Premedicação com Midazolam em crianças pequenas: Uma comparação de quatro vias de administração. Paediatr Anaesth. 2002;12(8):685-9.

108. Fuks AB, Peretz B, Teeth YP. Endodontia Pediátrica. Conceitos actuais na terapia pulpar para dentes decíduos e dentes permanentes jovens. New York: Springer; 2016.

109. Bahetwar SK, Pandey RK, Saksena AK, Girish C. Uma avaliação comparativa do Midazolam intranasal, da cetamina e da sua combinação para a sedação de jovens pacientes dentários pediátricos não cooperantes: Um ensaio triplo cego randomizado e cruzado. J Clin Pediatr Dent. 2011;35(4):415-20.

110. Mason KP, Michna E, DiNardo JA, Zurakowski D, Karian VE, Connor L et al. Evolução de um protocolo para sedação induzida por cetamina como alternativa à anestesia geral para procedimentos radiológicos de intervenção em pacientes pediátricos. Radiology. 2002;225(2):457-65.

111. Parida S, Senthilnathan M. Administration of Paediatric intranasal sedation: Necessidade de formulação e equipamento adequados para a dispensação. Indian J Med Res. 2023;157(1):96-9.

112. Barends CR, Absalom AR, Visser A. Midazolam intranasal para a sedação de pacientes geriátricos com comportamento resistente aos cuidados durante um tratamento dentário essencial: Um estudo observacional. Gerodontologia.

2022;39(2):161-9.

113. AlSarheed MA. Sedativos intranasais em Odontopediatria. Saudi Med J. 2016;37(9):948-56.

114. Karl HW, Keifer AT, Rosenberger JL, Larach MG, Ruffle JM. Comparação da segurança e eficácia do Midazolam intranasal ou Sufentanil para a pré-indução da anestesia em pacientes pediátricos. J Anesth. 1992;76(2):209-15.

115. Henderson JM, Brodsky DA, Fisher DM, Brett CM, Hertzka RE. Pré-indução de anestesia em pacientes pediátricos com sufentanil administrado por via nasal. J Anesth. 1988;68(5):671-5.

116. Nielsen BN, Friis SM, Romsing J, Schmiegelow K Anderson BJ, Ferreiros N et al. Analgesia intranasal de Sufentanil/Ketamina em crianças. Paediatr Anaesth. 2014;24(2):170-80.

117. Lundeberg S, Roelofse JA. Aspectos da farmacocinética e farmacodinâmica do Sufentanil na prática pediátrica. Paediatr Anaesth. 2011;21(3):274-9.

118. Sado-Filho J, Correa-Faria P, Viana KA, Mendes FM, Mason KP, Costa LR et al. Dexmedetomidina intranasal comparada com uma combinação de Dexmedetomidina intranasal com Cetamina para sedação de crianças que necessitam de tratamento dentário: Um ensaio clínico aleatório. J Clin Med. 2021;10(13):1-11.

119. Abrams R, Morrison JE, Villasenor A, Hencmann D, Da Fonseca M, Mueller W. Segurança e eficácia da administração intranasal de medicamentos sedativos (cetamina, midazolam ou sufentanil) para procedimentos dentários pediátricos urgentes e breves. Anesth Prog. 1993;40(3):63-6.

120. MacDonald E, Scheinin M. Distribution and pharmacology of alpha 2-adrenoceptors in the central nervous system. J Physiol Pharmacol. 1995;46(3):241-58.

121. Behrle N, Birisci E, Anderson J, Schroeder S, Dalabih A. Intranasal Dexmedetomidine as a sedative for Pediatric procedural sedation. J Pediatr Pharmacol Ther. 2017;22(1):4-8.

122. Yang F, Liu Y, Yu Q, Li S, Zhang J, Sun M et al. Análise de 17 948 pacientes pediátricos submetidos a sedação processual com uma combinação de Dexmedetomidina intranasal e Cetamina. Paediatr Anaesth. 2019;29(1):85-91.

123. Wu X, Hang LH, Wang H, Shao DH, Xu YG, Cui W et al. Dexmedetomidina adjuvante administrada por via intranasal reduz os requisitos anestésicos perioperatórios em anestesia geral. Yonsei Med J. 2016;57(4):998-1005.

124. Williams JM, Schuman S, Regen R, Berg A, Stuart L, Raju J et al. Intranasal Fentanyl and Midazolam for procedural analgesia and anxiolysis in Pediatric urgent care centers. Pediatr Emerg Care. 2020;36(9):494-9.

125. Wang L, Huang L, Zhang T, Peng W. Comparação entre Dexmedetomidina intranasal e Midazolam oral para pré-medicação em pacientes pediátricos dentários sob anestesia geral: Um ensaio clínico aleatório. Biomed Res Int. 2020;2020(1):1-7.

126. Wilson S. Gestão do comportamento do doente infantil: Qualidade do atendimento, medo e ansiedade e o paciente infantil. Pediatr Dent. 2013;35(2):170-4.

127. Academia Americana de Odontopediatria. Diretrizes clínicas sobre o uso

eletivo de sedação mínima, moderada e profunda e anestesia geral em pacientes odontopediátricos. Pediatr Dent. 2004;26(7):95-103.

128. McCarthy FM, Shuken RA. Avaliação da máquina anestésica de fluxo de demanda e revisão da literatura. J Oral Surg. 1969;27(8):624-6.

129. Donaldson M, Donaldson D, Quarnstrom F. Administração de óxido nitroso-oxigénio: quando as caraterísticas de segurança já não são seguras. J Am Dent Assoc. 2012;143(2):134-43.

130. Clark MS, Brunick AL. Handbook of Nitrous Oxide and Oxygen Sedation (Manual de Sedação por Óxido Nitroso e Oxigénio). 4th ed. Missouri: Elsevier; 2015.

131. Srivastava U. Fornecimento de gás para anestesia: Cilindros de gás. Indian J Anaesth. 2013;57(5):500-6.

132. Priya K, Gaur D, Ganesh M, Kumar S. Conscious Sedation in Pediatric Dentistry: A Review. Int J Contemp Med Res. 2016;3(6):1577-80.

133. Holroyd I. Sedação consciente em Odontopediatria. Uma breve revisão das actuais diretrizes do Reino Unido e da técnica de sedação inalatória com óxido nitroso. Paediatr Anaesth. 2008;18(1):13-7.

134. Hallonsten AL, Jensen B, Raadal M, Veerkamp J, Hosey MT, Poulsen S. Diretrizes da EAPD sobre sedação em dentisteria pediátrica. Eur J Paedtr Dent. 2013;7(1):1- 14.

135. Barbosa A, Mourão J, Milagre V, Andrade D, Areias C. Sedação consciente inalatória com óxido nitroso/oxigénio em Odontopediatria. Med Express. 2014;1(3):102-4.

136. Baeder FM, Silva DF, de Albuquerque ACL, Santos MTBR. Sedação Consciente com Óxido Nitroso para controle do Stress durante o Tratamento Odontológico em Pacientes com Paralisia Cerebral: Um ensaio clínico experimental. Int J Clin Pediatr Dent. 2017;10(4):384-90.

137. Godzieba A, Smektala T, Jędrzejewski M, Sporniak-Tutak K. Avaliação clínica da utilização segura da anestesia local com agentes vasoconstritores em doentes com comprometimento cardiovascular: Uma revisão sistemática. Med Sci Monit. 2014;20(1):393-8.

138. Houpt M, Limb R, Livingston R. Clinical effects of Nitrous oxide conscious sedation in children (Efeitos clínicos da sedação consciente com óxido nitroso em crianças). Pediatr Dent. 2004;26(1):29-36.

139. Bender L. Manual de Instruções para o Teste de Gestalt Motora de Bender. New York: American Orthopsychiatric Association; 1946.

140. Takarada T, Kawahara M, Irifune M, Endo C, Shimizu Y, Maehoka K et al. Tempo de Recuperação Clínica da Sedação Consciente para Pacientes Ambulatórios de Medicina Dentária. Anesth Prog. 2002;49(4):124-7.

141. Becker DE, Rosenberg M. Nitrous Oxide and the Inhalation Anesthetics (Óxido Nitroso e os Anestésicos Inalatórios). Anesth Prog. 2008;55(4):124-31.

142. Jeske AH, Whitmire CW, Freels C, Fuentes M. Avaliação não invasiva da hipóxia por difusão após a administração de óxido nitroso-oxigénio. Anesth Prog. 2004;51(1):10-3.

143. Banks A, Hardman JG. Nitrous oxide. Contin Educ Anaesth Crit Care Pain. 2005;5(5):145-8.

144. Ollendick TH, King NJ, Yule W. International handbook of fhobic and anxiety disorders in children and adolescents (Manual internacional de perturbações fóbicas e de ansiedade em crianças e adolescentes). New York: Springer; 2013.

145. Chi SI. Complicações causadas pelo óxido nitroso na sedação dentária. J Dent Anesth Pain Med. 2018;18(2):71-8.

146. Stabler SP. Deficiência de vitamina B12. N Engl J Med. 2013;368(2):149-60.

147. Emmanouil DE, Quock RM. Avanços na compreensão das acções do óxido nitroso. Anesth Prog. 2007;54(1):9-18.

148. Al-Zahrani AM, Wyne AH, Sheta SA. Comparação do Midazolam oral com uma combinação de Midazolam oral e inalação de óxido nitroso-oxigénio na eficácia da sedação dentária em crianças pequenas. J Indian Soc Pedod Prev Dent. 2009;27(1):9-16.

149. Lahoud GY, Averley PA. Comparação da mistura de sevoflurano e óxido nitroso com o óxido nitroso isolado para sedação consciente por inalação em crianças submetidas a tratamento dentário: Um ensaio aleatório controlado. Anaesthesia. 2002;57(5):446- 50.

150. Nelson TM, Xu Z. Sedação dentária pediátrica: desafios e oportunidades. Clin Cosmet Investig Dent. 2015;7(1):97-106.

151. Kroger AT, Bahta L, Long S, Sanchez P. Diretrizes gerais de boas práticas para a imunização: Orientações sobre as melhores práticas do Comité Consultivo para as Práticas de Imunização (ACIP). Atlanta: Centros de Controlo e Prevenção de Doenças; 2022.

152. Gutierrez JJ, Munakomi S. Injeção Intramuscular. Treasure Island: StatPearls Publishing; 2023.

153. Girdler NM, Hill CM, Wilson KE. Sedação Consciente para Medicina Dentária. 2nd ed. Chichester: Wiley-Blackwell; 2017.

154. Roberts RS. Safety and Efficacy of an Intramuscular Sedation Regimen Using Ketamine, Midazolam and Glycopyrrolate in the Pediatric Dental Office (Segurança e eficácia de um regime de sedação intramuscular utilizando cetamina, midazolam e glicopirrolato no consultório dentário pediátrico). Texas: Centro de Ciências da Saúde do Sistema Universitário A&M do Texas; 2009.

155. Rosenbaum SB, Gupta V, Patel P, Palacios JL. Ketamine. Treasure Island: StatPearls Publishing; 2023.

156. Mohite V, Baliga S, Thosar N, Rathi N. Role of Dexmedetomidine in Pediatric dental sedation. J Dent Anesth Pain Med. 2019;19(2):83-90.

157. Myers GR, Maestrello CL, Mourino AP, Best AM. Effect of submucosal Midazolam on behavior and physiologic response when combined with oral Chloral hydrate and Nitrous oxide sedation. Pediatr Dent. 2004;26(1):37-43.

158. Guthrie DB, Boorin MR, Sisti AR, Epstein RH, Romeiser JL, Lam DK et al. Comparação retrospetiva de misturas intramusculares de Cetamina e Dexmedetomidina versus Cetamina e Midazolam para sedação pré-operatória. Anesth Prog. 2021;68(1):3-9.

159. Flores-Castillo D, Martinez-Rider R, Ruiz-Rodriguez S, Garrocho-Rangel A, Lara-Guevara J, Pozos-Guillen A. Midazolam subcutâneo com e sem cetamina para sedação em crianças submetidas a tratamento dentário: Um estudo piloto. J

Clin Pediatr Dent. 2015;39(4):382-6.

160. Toledo-Pereyra LH. Exercitatio Anatomica De Motus Cordis et Sanguinis in Animalibus surgical revolution. J Invest Surg. 2008;21(6):302-10.

161. Jorgensen NB, Hayden J Jr. Sedação, anestesia local e geral em medicina dentária. 3ª ed. Philadelphia: Lea & Febiger; 1980.

162. Mason KP. Challenges in Paediatric procedural sedation: political, economic and clinical aspects (Desafios na sedação de procedimentos pediátricos: aspectos políticos, económicos e clínicos). Br J Anaesth. 2014;113(2):48-62.

163. Cote CJ. Uma prática de anestesia para bebés e crianças. 6a ed. Chennai: Elsevier; 2018.

164. Tyagi P, Tyagi S, Jain A. Sedative effects of oral Midazolam, intravenous Midazolam and oral Diazepam in the dental treatment of children. J Clin Pediatr Dent. 2013;37(3):301-6.

165. Ramos-Matos CF, Bistas KG, Lopez-Ojeda W. Fentanil. Treasure Island: StatPearls Publishing; 2023.

166. Canpolat DG, Yildirim MD, Aksu R, Kutuk N, Alkan A, Cantekin K. Combinação intravenosa de cetamina, propofol e propofol-cetamina utilizada para sedação dentária pediátrica: Um estudo clínico randomizado. Pak J Med Sci. 2016;32(3):682-7.

167. Buck ML. Dexmedetomidine use in Pediatric intensive care and procedural sedation. J Pediatr Pharmacol Ther. 2010;15(1):17-29.

168. Parker RI, Mahan RA, Giugliano D, Parker MM. Eficácia e segurança de Midazolam e Ketamina intravenosos como sedação para procedimentos

terapêuticos e de diagnóstico em crianças. Pediatrics. 1997;99(3):427-31.

169. Sago T, Shiiba S, Ando E, Kondo K, Tsunakake M, Akitomi S et al. Sedação com uma combinação de Dexmedetomidina e Midazolam para cirurgia dentária pediátrica. Anesth Prog. 2018;65(2):124-6.

170. Kim H, Song JS, Hyun HK, Kim YJ, Kim JW, Jang KT et al. Caraterísticas da sedação intravenosa de Midazolam com óxido nitroso no tratamento dentário pediátrico. J Korean Acad Pediatr Dent. 2020;47(1):53-61.

171. Spera AL, Saxen MA, Yepes JF, Jones JE, Sanders BJ. Anestesia em consultório: segurança e resultados em pacientes pediátricos dentários. Anesth Prog. 2017;64(3):144- 52.

172. Gerstein NS, Braude DA, Hung O, Sanders JC, Murphy MF. O Fastrach Intubating Laryngeal Mask Airway: An overview and update. Can J Anaesth. 2010;57(6):588-601.

173. Miller RD, Eriksson LI, Fleisher LA, Wiener-Kronish JP, Cohen NH, Young WL. Anestesia de Miller. Chennai: Elsevier; 2014.

174. Vlajkovic GP, Sindjelic RP. Delírio de emergência em crianças: muitas perguntas, poucas respostas. Anesth Analg. 2007;104(1):84-91.

175. Uezono S, Goto T, Terui K, Ichinose F, Ishguro Y, Nakata Y et al. Agitação de emergência após Sevoflurano versus Propofol em pacientes pediátricos. Anesth Analg. 2000;91(3):563-6.

176. Lee B, Wheeler T. Emergência e recuperação da anestesia para pacientes pediátricos na unidade de cuidados pós-anestésicos. Pediatr Ann. 1997;26(8):461-9.

177. Doyle E. Paediatric anaesthesia. Oxford: Oxford University Press; 2007.

178. Dobson G, Chow L, Flexman A, Hurdle H, Kurrek M, Laflamme C et al. Diretrizes para a prática da anestesia - edição revisada 2019. Can J Anaesth. 2019;66(1):75-108.

179. Rai E, Naik V, Singariya G, Bathla S, Sharma R, Pani N. Recent advances in Paediatric anaesthesia. Indian J Anaesth. 2023;67(1):27-31.

180. Honing GH, Martini CH, Bom A, Van Velzen M, Niesters M, Aarts LP et al. Safety of Sugammadex for reversal of neuromuscular block. Expert Opin Drug Saf. 2019;18(10):883-91.

181. Nakata Y, Goto T, Morita S. Comparação de induções por inalação com Xenon e Sevoflurano. Ata Anaesthesiol Scand. 1997;41(9):1157-61.

182. Absalom AR, Kenny GN. Controlo em circuito fechado da anestesia com propofol utilizando o índice bispectral: Avaliação do desempenho em doentes que recebem infusões de propofol controladas por computador e de remifentanil controladas manualmente para pequenas cirurgias. Br J Anaesth. 2003;90(6):737-41.

183. Ghita M, Neckebroek M, Muresan C, Copot D. Closed-loop control of anesthesia: Survey on atual trends, challenges and perspectives. IEEE Access. 2020;8:206264-79.

184. Chidambaran V, Costandi A, D'Mello A. Propofol: Uma revisão do seu papel na anestesia e sedação pediátrica. CNS Drugs. 2015;29(7):543-63.

185. Hashimoto DA, Witkowski E, Gao L, Meireles O, Rosman G. Inteligência artificial em Anestesiologia: Técnicas atuais, aplicações clínicas e limitações.

Anesthesiology. 2020;132(2):379-94.

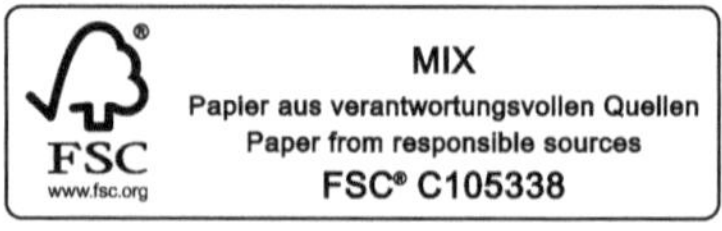

Printed by Books on Demand GmbH, Norderstedt / Germany